T0381311

Komplikationsmanagement nach Unterspritzungen
mit Hyaluronsäure

Katharina Hilgers

Komplikations-management nach Unterspritzungen mit Hyaluronsäure

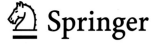

Katharina Hilgers
Dr. Wachsmuth & Dr. Völpel
Plastische u. Ästhetische Chirurgie
Leipzig, Deutschland

ISBN 978-3-662-70381-6   ISBN 978-3-662-70382-3   (eBook)
https://doi.org/10.1007/978-3-662-70382-3

Die Deutsche Nationalbibliothek verzeichnet diese Publikation in der Deutschen Nationalbibliografie;
detaillierte bibliografische Daten sind im Internet über https://portal.dnb.de abrufbar.

Springer ist ein Imprint der eingetragenen Gesellschaft Springer-Verlag GmbH, DE und ist ein Teil von
Springer Nature.
Die Anschrift der Gesellschaft ist: Heidelberger Platz 3, 14197 Berlin, Germany

Wenn Sie dieses Produkt entsorgen, geben Sie das Papier bitte zum Recycling.

Vorwort

Angesichts der steigenden Nachfrage nach Unterspritzungen mit Hyaluronsäure und der wachsenden Zahl von Behandlern nehmen auch die Komplikationen zu. Aus persönlicher Erfahrung weiß ich, dass dieser Themenbereich für viele Behandler eine große Herausforderung darstellt, da er in der Ausbildung häufig zu kurz kommt. Zudem ist es bei der Vielzahl an verschiedenen wissenschaftlichen Artikeln und Expertenempfehlungen schwer, den Überblick zu behalten.

Um diese Lücke zu schließen und den Lesern einen kompakten Überblick über Komplikationen, Therapiemöglichkeiten und Präventionsstrategien zu bieten, habe ich dieses Buch verfasst – ein Prozess, der mit sehr viel Arbeit verbunden war.

Ich danke dem Team um Frau Beisel und Frau Kraplow sowie dem Springer-Verlag für den Support und das entgegengebrachte Vertrauen.

Mein ganz besonderer Dank gilt meiner Familie, die mich während des gesamten Prozesses unterstützt hat und ohne die ich das Buch nicht hätte vollenden können. Herzlichen Dank an Mechthild, Renz, Leon und vor allem an Yannick.

Katharina Hilgers
Leipzig, im Januar 2025

Katharina Hilgers
Leipzig, Deutschland

Inhaltsverzeichnis

Abkürzungsverzeichnis

5-FU	5-Flourouracil	Mn	Mangan
Cu	Kupfer	NSAR	Nichtsteroidale Antirheumatika
Fe	Eisen	p.o.	per os
		PRP	Platelet Rich Plasma
G	Gauge		
		Tr.	Tropfen
Hg	Quecksilber		
i.v.	intravenös		
IE	Internationale Einheiten		

Einleitung

Inhaltsverzeichnis

© Der/die Autor(en), exklusiv lizenziert an Springer-Verlag GmbH, DE,
ein Teil von Springer Nature 2025
K. Hilgers, *Komplikationsmanagement nach Unterspritzungen mit Hyaluronsäure*,
https://doi.org/10.1007/978-3-662-70382-3_1

1

1.1 Hintergrund und Zielsetzung

Dieses Buch widmet sich dem wichtigen Thema der Komplikationen durch Unterspritzungen mit Hyaluronsäure-Fillern, das im Zuge der steigenden Anzahl an Behandlungen in den letzten Jahren zunehmend an Bedeutung gewonnen hat und bei der Ausbildung der Behandler leider häufig vernachlässigt wird.

Im Bereich der Weichteilaugmentationen gelten Hyaluronsäure-Unterspritzungen als Goldstandard. Laut dem „ISAPS International Survey on Aesthetic/Cosmetic Procedures" ist die weltweite Anzahl der durchgeführten Behandlungen allein im Jahr 2021 um 30,3 % im Vergleich zum Vorjahr gestiegen. Verglichen mit 2017 ist sogar eine Steigerung um 60,1 % zu verzeichnen. Ein ähnlicher Trend lässt sich in Deutschland erkennen, wo zwischen 2017 und 2021 eine Zunahme der Hyaluronsäure-Behandlungen von 45,8 % festzustellen ist (ISAPS 2022).

Setzt man sich mit der Behandlung und Vermeidung von Komplikationen nach Hyaluronsäure-Unterspritzungen auseinander, stößt man auf eine Vielzahl an Empfehlungen, bei denen es leicht ist, den Überblick zu verlieren. Deshalb zielt dieses Buch darauf ab, dem Behandler eine gebündelte Übersicht über häufig auftretende Komplikationen, ihre Therapie und Prävention zu bieten. Die verwendeten Informationen basieren größtenteils auf Expertenempfehlungen aus Fachartikeln, von Kongressen, Webinaren und auf persönlicher Erfahrung. Anzumerken ist, dass eine Mehrzahl der Empfehlungen in der Fachliteratur ebenfalls auf Expertenmeinungen und weniger auf Daten aus kontrollierten Studien beruht.

1.2 Gliederung

Zu Beginn werden die zentralen Informationen des Buches im aktuellen Einleitungskapitel kurz und knapp zusammengefasst. Zusätzlich enthält dieses Kapitel zwei Übersichtstabellen zum Schnellnachschlag, die dem Leser einen Überblick über die Komplikationen, ihren Auftrittszeitpunkt, die Symptome und die entsprechende Therapie ermöglichen. Allgemeine Informationen zur Hyaluronsäure, zu den Hyaluronsäure-Fillern und wichtigen Gefahrenzonen werden in ▶ Kap. 2 behandelt. In ▶ Kap. 3 werden die einzelnen Komplikationen inklusive ihrer Symptome, die Therapiemöglichkeiten und Präventionsmaßnahmen im Detail erläutert. Das ▶ Kap. 4 thematisiert die Hyaluronidase und ihren Einsatz. Abschließend befinden sich im ▶ Kap. 5 allgemeine Tipps zur Prävention von Komplikationen.

Die in diesem Buch bereitgestellten Informationen wurden mit größtmöglicher Sorgfalt recherchiert. Eine Haftung für die Richtigkeit der Angaben kann jedoch nicht übernommen werden. Insbesondere bei Dosierungen sind stets die Angaben der Hersteller zu beachten. Die Information sind im jeweiligen Kontext zu sehen und reflektieren den Stand der Forschung/Informationen zum Zeitpunkt der Recherche.

1.3 Überblick

1.3.1 Einführung zur Hyaluronsäure

Unterspritzungen mit Hyaluronsäure zählen aufgrund ihres voluminisierenden und hydrierenden Effekts sowie ihrer guten Verträglichkeit und Reversibilität zu den beliebtesten minimalinvasiven ästhetischen Behandlungen im Gesicht. Trotz der relativ niedrigen Rate an Komplikationen lassen sich unerwünschte Effekte immer wieder beobachten. Häufig handelt es sich dabei um milde und vorübergehende Reaktionen wie leichte Schwellungen, Schmerzen, Indurationen, Hämatome, Rötungen, Verfärbungen oder Juckreiz. Es können aber auch ernste Komplikationen auftreten, die ein sofortiges Handeln erfordern. Daher ist eine gründliche Vorbereitung auf mögliche Komplikationen sowie ein umfassendes Wissen über ihre Symptome, Therapie und Prävention für einen Behandler unerlässlich.

1.3.2 Gefahrenzonen bei der Unterspritzung mit Hyaluronsäure

Die Kenntnis von Gefahrenzonen spielt bei der Prävention von Komplikationen nach einer Hyaluronsäure-Unterspritzung eine große Rolle. Obwohl Komplikationen theoretisch bei Behandlungen in jedem Gesichtsbereich auftreten können, sind bestimmte Zonen mit einem höheren Risiko behaftet. Beispielsweise sind die Glabella, Nase oder Stirn mit einem sehr hohen Risiko für einen Gefäßverschluss mit visueller Beeinträchtigung assoziiert. Andere Bereiche wie die Tränenrinne sind anfälliger für einen Tyndall-Effekt oder Ödeme.

1.3.3 Einteilung der Komplikationen

Die Vielzahl an Komplikationen kann für einen Behandler schnell verwirrend oder verunsichernd sein. Um hier einen besseren Überblick zu gewinnen, kann eine Einteilung der Komplikationen in unterschiedliche Kategorien helfen, Struktur zu schaffen, und die Einschätzung sowie die Therapieentscheidung erleichtern. Gängige Kategorien umfassen beispielsweise die Einteilung nach der Art beziehungsweise der Entität der Komplikation oder dem Zeitpunkt ihres Auftretens.

1.3.3.1 Einteilung nach der Entität

Die Kategorisierung nach der Entität der Komplikation ermöglicht es, von den Symptomen auf die Art der Komplikation zu schließen. Falls diese Zuordnung nicht gelingt oder nicht eindeutig ist, kann der Zeitpunkt des Auftretens weitere Hinweise liefern.

1

1.3.3.2 Einteilung nach dem Zeitpunkt des Auftretens

Da einige Komplikationen zu bestimmten Zeitpunkten mit einer größeren Wahrscheinlichkeit auftreten, kann eine Einteilung nach dem Zeitpunkt des Auftretens bei der Identifikation der Entität und Ursache helfen. In der Fachliteratur werden üblicherweise frühe Komplikationen, die innerhalb von 2 Wochen nach der Behandlung auftreten, von späten Komplikationen unterschieden, die 2 oder mehr Wochen nach Behandlung auftreten (Rohrich et al. 2009). Die Grenze wird manchmal aber auch bei 2–4 oder sogar 6 Wochen gezogen (Philipp-Dormston et al. 2020). Akute Komplikationen, die unmittelbar nach der Behandlung auftreten, werden häufig zusätzlich als Untergruppe der frühen Komplikationen gesehen. Einige Autoren differenzieren einen weiteren intermediären Zeitpunkt, der zwischen 2 Wochen und unter einem Jahr liegt, was jedoch nicht von allen Experten als notwendig erachtet wird und die Einteilung nach Ansicht der Autorin weiter verkompliziert.

In diesem Buch werden daher frühe Komplikationen innerhalb von 2 Wochen, einschließlich der Untergruppe der akuten Komplikationen, von späten Komplikationen nach über 2 Wochen unterschieden.

> **Frühe und akute Komplikationen**
> Zu den frühen Komplikationen, die innerhalb von 2 Wochen nach der Behandlung auftreten, zählen neben akuten Notfällen wie dem vaskulären Verschluss, der allergischen Reaktion oder dem Angioödem auch meist vorübergehende Reaktionen wie Rötungen, Schwellungen, Hämatomverfärbungen oder Schmerzen. Inflammatorische Reaktionen, Infektionen, Knötchen, ein Tyndall-Effekt oder eine Filler-Migration können teilweise ebenfalls schon zu einem frühen Zeitpunkt beobachtet werden.

> **Späte Komplikationen**
> Glücklicherweise sind späte Komplikationen, die später als 2 Wochen nach einer Filler-Unterspritzung auftreten, relativ selten (Turkmani et al. 2019). Sie manifestieren sich am häufigsten als Schwellung, Induration oder Knotenbildung, die beispielsweise aufgrund einer inflammatorischen Reaktion oder Infektion in Erscheinung treten. Dabei können auch eine Biofilmbildung oder immunogene Trigger eine Rolle spielen. Weitere späte Komplikationen umfassen unter anderem Rötungen, postinflammatorische Hyperpigmentierungen, Teleangiektasien, Neovaskularisationen oder eine Filler-Migration.

1.3.4 Übersichtstabellen zum Nachschlagen

Mithilfe der alphabetisch geordneten Übersichtstabellen „Frühe und akute Komplikationen" (■ Tab. 1.1) und „Späte Komplikationen" (■ Tab. 1.2) soll der Leser einen raschen Überblick über verschiedene Komplikationen, den wahrscheinlichsten Zeitpunkt des Auftretens, typische Symptome, Besonderheiten, Therapieoptionen und ihre Prävention gewinnen. Da der Zeitpunkt des Auftretens nicht immer auf den Tag genau bestimmt werden kann, dient dieser eher als Anhaltspunkt. In ▶ Kap. 3 werden die Komplikationen geordnet nach ihrer Entität erneut aufgegriffen und im Detail diskutiert.

Tab. 1.1 Frühe und akute Komplikationen (<2 Wochen)

Entität	Zeitpunkt	Typische Symptome	Besonderheiten	Therapie	Prävention
Abszess	<2 Wochen kann auch noch nach Monaten auftreten	Entzündungszeichen mit Fluktuation ggf. systemische Infektionszeichen	Bei multiplen Abszessen auch an kontaminierte Spritze denken	• Antibiotikatherapie • frühe Inzision und Drainage • Kultur und Antibiogramm antibiogrammgerechte Umstellung	Injektionstechnik Asepsis keine Behandlung bei Infektionsherd
Allergische Reaktion vom Soforttyp/Typ-1-Reaktion	Akut meist innerhalb von Minuten bis Stunden	Potenziell: • Schwellung • Erythem • Juckreiz • Quaddeln • Schmerzen • Druckempfindlichkeit	Möglicher Notfall (s. Anaphylaxie) Vitalzeichen kontrollieren & anaphylaktischen Schock ausschließen	Befundabhängig: • Kühlung • Antihistaminika • Glukokortikoide • Überwachung	Anamnese
Allergische Reaktion vom Spättyp/Typ-4-Reaktion	<2 Wochen meist nach 1–3 Tagen bis Wochen aber auch noch nach Monaten möglich	Potenziell: • feste, schmerzhafte, erythematöse Schwellung oder Knötchen • Rötung • Induration • Juckreiz allergisches Kontaktekzem: • Juckreiz • Rötung • Schwellung • Quaddeln • Schuppung der Haut	Mögliche Trigger: • erkältungsähnliche Erkrankung • Impfung (s. getriggerte inflammatorische Reaktion)	Befundabhängig: • Expositionsvermeidung • kühlen mit kalten Kompressen • topische Glukokortikoide • orale Glukokortikoide • Antihistaminika oft wenig wirksam bei Symptompersistenz: • ggf. Hyaluronidase (cave: Allergenanstieg) bei allergischem Kontaktekzem: • topische Glukokortikoide	Anamnese schonende Injektionstechnik Produkt mit wenigen Quervernetzungen kleine Injektionsvolumina
Anaphylaktischer Schock	Akut während oder kurz nach der Injektion innerhalb von Minuten bis Stunden	Generalisiertes Ödem mit Schocksymptomen z. B.: • Übelkeit • Kreislaufbeschwerden • Mundtrockenheit • Zungenbrennen • Atemnot • Atem- und Kreislaufstillstand	Notfall Hinweise für gefährliche Anaphylaxie: • veränderte Vitalzeichen • generalisiertes Ödem Differenzialdiagnose: • Angioödem	Notarzt anfordern & Notfallmanagement nach Befund: • Sicherung der Atemwege • i.v.-Zugang • Adrenalin • Antihistaminika • Glukokortikoide • Bronchodilatatoren	Anamnese

(Fortsetzung)

◻ Tab. 1.1 (Fortsetzung)

Entität	Zeitpunkt	Typische Symptome	Besonderheiten	Therapie	Prävention
Angioödem/ Quincke-Ödem	Akut < 2 Wochen meist innerhalb von Minuten bis Stunden sehr selten > 1 Jahr	Plötzlich auftretende, unscharf begrenzte, prallelastische Schwellung der tieferen Dermis und Subkutis bevorzugt an: • Lippen • Mund • Kehlkopf • Schleimhaut	Potenzieller Notfall unterschiedlich starke Ausprägung: • lokale Schwellung bis Gefährdung der Atemwege • lokalisiert oder generalisiert • meist innerhalb 72 h rückläufig • kann auch Wochen persistieren Injektionstrauma als möglicher Trigger	Befundabhängig: • Notfallmanagement mit Sicherung der Atemwege • Kühlung • Antihistaminika • Glukokortikoide • Überwachung Therapie durch einen Spezialisten erwägen	Anamnese schonende Injektionstechnik
Frühe Infektion	< 2 Wochen meist erst nach Tagen	Lokale Entzündungszeichen: • Rötung • Überwärmung • Druckempfindlichkeit • Schmerzen • Schwellung • Erysipel ggf. systemische Infektionszeichen	Häufiger Auslöser: • Bakterien der Hautflora meist nah der Injektionsstelle Hauttemperatur zur Differenzialdiagnose Hypersensitivität	Befundabhängig: • mild: – empirische Antibiotikagabe p.o. z. B. Amoxicillin/Clavulansäure, Clindamycin – antibiogrammgerechte Umstellung • schwer: – i.v.-Antibiotikagabe – stationäre Aufnahme • ggf. Hyaluronidase (nur nach Abklingen der Infektion)	Injektionstechnik Asepsis keine Behandlung bei Infektionsherd
Frühes nicht-inflammatorisches Knötchen	< 2 Wochen	Knötchen ohne Infektionszeichen nicht schmerzhaft	Produktüberschuss falsche Produktplatzierung falsches Produkt	In Abhängigkeit vom Befund und Leidensdruck: • Massage • wenn nicht störend beobachten • wenn persistent ggf.: – Punktion und Expression – Hyaluronidase	Injektionstechnik und -menge richtige Produktauswahl

				Befundabhängig	Anamnese
Hämatom	Akut meist innerhalb von Minuten bis Stunden	Rötlich-bläuliche Hautverfärbung ggf.: • Ekchymose • tastbare Raumforderung	Häufige Reaktion meist selbstlimitierend	Befundabhängig: • Kompression • zu Beginn Kühlung mit kalten Kompressen • im Verlauf Wärme • körperliche Anstrengung für 24-48 h vermeiden optional: • Heparin-Salbe • Vitamin-K-Creme • Arnika bei Persistenz der Hämosiderin-Färbung ggf. Laser	Anamnese cave: • Gerinnungsstörung • Blutverdünner • schonende Injektionstechnik Anatomiekenntnisse keine körperliche Anstrengung für 24-48 h Kompression bei Blutung
Herpes-Reaktivierung	<2 Wochen	Bläschen Schwellung Krusten lokale brennende Schmerzen	Differenzialdiagnose: • vaskulärer Verschluss • allergische Reaktion	befundabhängig antivirale Medikation: • topisch z. B. Aciclovir-Salbe, Penciclovir-Salbe • systemisch z. B. Aciclovir	ggf. antivirale Prophylaxe bei rezidivierendem Herpes
Malares Ödem	<2 Wochen auch nach Tagen oder Monaten möglich	Lang anhaltende periorbitale Schwellung	Am häufigsten nach Behandlungen der Tränenrinne Risikofaktoren: • gestörter Lymphabfluss • bestehendes periorbitales Ödem kann persistieren	Befundabhängig: • Kopfhochlagerung • kühlen mit kalten Kompressen • manuelle Druckmassage/Lymphdrainage bei fehlender Besserung oder schwerem Befund: • Hyaluronidase • ggf. orale Glukokortikoide	Anamnese Patientenauswahl kleine Injektionsvolumina richtige Produktauswahl keine oberflächliche Injektion im Bereich der Tränenrinne
Filler-Migration	<2 Wochen kann auch später auftreten	Neue Schwellung	Keine Entzündungszeichen kann persistieren	Befundabhängig: • Hyaluronidase • Punktion und Expression	Injektionstechnik und -menge richtige Produktauswahl
Nervenverletzung	<2 Wochen	Dysästhesie Parästhesie	Transient oder persistierend	Befundabhängig: • Vorstellung beim Spezialisten • Therapie in Absprache mit Spezialisten • ggf. Hyaluronidase	Injektionstechnik und -menge

(Fortsetzung)

1

◻ Tab. 1.1 (Fortsetzung)

Entität	Zeitpunkt	Typische Symptome	Besonderheiten	Therapie	Prävention
Parotisverletzung/Parotitis	<2 Wochen kann auch später auftreten	Im Parotisbereich: • Schmerzen • Schwellung • Entzündung	Nach einer Unterspritzung im Bereich der Parotis	Vorstellung beim HNO-Arzt Therapie in Absprache mit HNO-Arzt	Injektionstechnik
Rötung	Akut meist innerhalb von Minuten bis Stunden	Leichte Rötung	Häufige Reaktion Reaktion auf Injektionstrauma meist selbstlimitierend	Befundabhängig: • beobachten • körperliche Anstrengung für 24-48 h vermeiden • ggf. Kühlung mit kalten Kompressen bei Persistenz in Absprache mit Spezialisten ggf.: • tetrazyklinhaltige Salbe • topische Glukokortikoide • Vitamin-K-Creme	Schonende Injektionstechnik keine körperliche Anstrengung für 24-48 h
Transiente postinterventionelle Schwellung	Akut meist innerhalb von Minuten bis Stunden	Transiente Schwellung	Häufige Reaktion ausgelöst durch Injektionstrauma Höhepunkt meist nach 48 h meist selbstlimitierend in der Regel innerhalb einer Woche rückläufig Lippen oder periorbitale Region am häufigsten betroffen Differenzialdiagnose: • Angioödem	Befundabhängig: • beobachten • körperliche Anstrengung für 24-48 h vermeiden • ggf. Kühlung mit kalten Kompressen bei fehlender Besserung ggf.: • Bromelain • Heparin-Salbe • Vitamin-K-Creme • NSAR • orale Glukokortikoide	Schonende Injektionstechnik kleine Injektionsvolumina Produktauswahl keine körperliche Anstrengung für 24-48 h

			Ursache	Befundabhängig / Therapie	Prävention
Tyndall-Effekt	<2 Wochen	Bläuliche Hautverfärbung	Ursache: • Lichtbrechung eines zu oberflächlichen Produktes am häufigsten nach Unterspritzungen der Tränenrinne teils lang anhaltend & hartnäckig	Befundabhängig: • Massage • Hyaluronidase • Punktion & Expression	Korrekte Injektionstechnik und -tiefe geeignetes Produkt
Überkorrektur	<2 Wochen	Persistierende Schwellung keine Entzündungszeichen	Mögliche Ursache: • hygroskopischer Effekt kann als spätes Knötchen persistieren	Befundabhängig: • Massage • Hyaluronidase • Punktion & Expression	Injektionstechnik und -menge richtige Produktauswahl
Vaskulärer Verschluss	Akut meist während der Injektion	Arterieller Verschluss (unmittelbar): • weißliche Verfärbung der Haut „Blanching" • überproportional starke Schmerzen • verlängerte Rekapillarisationszeit venöser Verschluss (unmittelbar): • dumpfe Schmerzen • rötlich, blaue Verfärbung der Haut • verkürzte Rekapillarisationszeit Marmorierung der Haut „Livedo reticularis" (ab ca. 1–2 Tagen) Bläschen & Krusten (ab ca. 3 Tagen) Nekrose (ab ca. 6 Tagen)	Notfall Symptome können: • fehlen • in der Schwere variieren • verspätet auftreten • nur kurz sichtbar sein	Injektion umgehend stoppen & Therapie beginnen Hyaluronidase z. B. HDPH-Protokoll: • 500 IE Hyaluronidase pro betroffene Zone • alle 60–90 min bis Hautfarbe & Rekapillarisationszeit normal Zusätzliche Maßnahmen: • warme Kompressen • Antikoagulation z. B. ASS 100 mg p.o. Umstritten: • Massage • Nitroglycerin-Salbe • hyperbarer Sauerstoff	Vorbereitung auf Komplikationsfall Anatomiekenntnisse langsame Injektionsgeschwindigkeit geringer Injektionsdruck kleine Injektionsvolumina Vorsicht bei Narbengewebe ggf. aspirieren Komplikation frühzeitig erkennen: • auf Symptome achten • Rekapillarisationszeit testen • Nachbeobachtung

(Fortsetzung)

1

◻ Tab. 1.1 (Fortsetzung)

Entität	Zeitpunkt	Typische Symptome	Besonderheiten	Therapie	Prävention
Vaskulärer Verschluss (intrakraniell) mit Apoplex	Akut während oder kurz nach der Injektion	Neurologische Symptome	Notfall	Notfallmanagement Verlegung in Stroke-Unit systemische Ischämiebehandlung	Vorbereitung auf Komplikationsfall Anatomiekenntnisse langsame Injektionsgeschwindigkeit geringer Injektionsdruck kleine Injektionsvolumina Vorsicht bei Narbengewebe ggf. aspirieren Komplikation frühzeitig erkennen: • auf Symptome achten • Rekapillarisationszeit testen • Nachbeobachtung
Vaskulärer Verschluss (retrobulbär) mit Erblindung	Akut während oder kurz nach der Injektion	Verlust der Sehfähigkeit Potenziell: • starke okuläre Schmerzen • Kopfschmerzen • Schmerzen an der Injektionsstelle • Ophthalmoplegie • Blepharoptosis • Strabismus • Korneaödem • Phthisis bulbi	Notfall Zeitfenster 60–90 min, danach irreversible Schädigung schlechte Prognose keine Therapie kann Erblindung verlässlich umkehren	Injektion stoppen & schnellstmögliche Verlegung in geeignete Augenklinik während der Wartezeit ggf. intraokularen Druck senken: • Rückenlagerung • Rückatmung durch Tüte • okuläre Massage • Medikamente ggf.: – Timolol und/oder Acetazolamid – ASS Sehfähigkeit dokumentieren eher für Spezialisten in Augenklinik: • retrobulbäre Injektion von Hyaluronidase • Mannitol i.v. • anteriore Parazentese	Vorbereitung auf Komplikationsfall Anatomiekenntnisse Hochrisikozonen meiden langsame Injektionsgeschwindigkeit geringer Injektionsdruck kleine Injektionsvolumina ggf. aspirieren Komplikation frühzeitig erkennen: • auf Symptome achten • Nachbeobachtung Geeignete Augenklinik kennen

Vaskulärer Verschluss: Marmorierung der Haut	<2 Wochen ab ca. 1–2 Tagen	Marmorierung der Haut „Livedo reticularis" fleckige, dunkle, rötlich-blaue Hautverfärbung	Zeichen des Sauerstoffmangels cave: • Hämatom kann sie verdecken • im Lippenrot nicht sichtbar	(s. vaskulärer Verschluss)	(s. vaskulärer Verschluss)
Vaskulärer Verschluss: Bläschen & Krusten	<2 Wochen ab ca. 3 Tagen	Bläschen & Krusten	Zeichen des Sauerstoffmangels cave: • Verwechslungsgefahr mit Herpes	(s. vaskulärer Verschluss)	(s. vaskulärer Verschluss)
Vaskulärer Verschluss: Nekrose	<2 Wochen ab ca. 6 Tagen	Nekrose		Befundabhängig: • Wundbehandlung • regelmäßige Wundkontrollen • topische/systemische Antibiotikagabe • antivirale Medikation • chirurgisches Debridement	(s. vaskulärer Verschluss)

ASS Acetylsalicylsäure; *IE* internationale Einheiten; *HDPH-Protokoll* gepulstes Hochdosis-Hyaluronidase-Protokoll; *NSAR* nichtsteroidale Antirheumatika

1

◻ **Tab. 1.2**   Späte Komplikationen (> 2 Wochen)

Entität	Zeitpunkt	Typische Symptome	Besonderheiten	Therapie	Prävention
Fremdkörper-granulom	> 2 Wochen eher nach Monaten bis Jahren	Variable Symptome: • Entzündungszeichen • geringe Symptome möglich • symptomlose Phase möglich • Aktivierung möglich • spätes inflammatorisches Knötchen • spätes nichtinflammatorisches Knötchen	Chronische Entzündungs-reaktion Biofilm als möglicher Trigger genaue Diagnose durch histopathologische Untersuchung erhöhtes Risiko durch serielle Injektionen	(s. Therapie spätes inflammatorisches & spätes nichtinflammatorische Knötchen)	Injektionstechnik & -häufigkeit Asepsis keine Behandlung bei Infektionsherd Patientenselektion
Getriggerte inflammatorische Reaktion	Meist > 2 Wochen theoretisch jederzeit möglich	Inflammatorische Symptome z. B.: • Rötung • Schwellung • Entfärbung • Induration • Druckempfindlichkeit im Behandlungsbereich mögliche Ursache einer allergischen Typ-4-Reaktion & eines späten inflammatorischen Knötchens	Immunsystem wird durch Trigger stimuliert mögliche Trigger: • Impfung • Infektion seltene Reaktion häufig selbstlimitierend Infektion ausschließen	Befundabhängig: • Kühlung • ggf. orale Glukokortikoide • ggf. Antihistaminika (Wirksam-keit umstritten) (s. Therapie allergische Typ-4-Reaktion & spätes in-flammatorisches Knötchen)	Abstand zwischen Impfung/Infektion & Behandlung wenn möglich > 2–6 Wochen keine Behandlung bei Infektion
Neo-vaskularisation Teleangiektasie	> 2 Wochen	Neovaskularisation: • kleine, neue, oberflächlich sichtbare Gefäße Teleangiektasie: • Erweiterung oberflächlicher dermaler Venen	Ursachen Neo-vaskularisation: • Gewebetrauma • Hyaluronsäure-Zer-setzungsprodukte Ursachen Teleangiektasie: • erhöhter Gewebedruck • exzessives Massieren meist nach 3–12 Monaten rückläufig	Befundabhängig: • abwartendes Verhalten • Sonnenschutz bei Persistenz ggf.: • Laser • Retinol	Injektionstechnik & -volumen Verzicht auf exzessives Massieren

Post-inflammatorische Hyper-pigmentierung	>2 Wochen	• Dunkle Verfärbung der Haut nach einer Entzündung	Fitzpatrick Hauttyp 4–6 gefährdeter teilweise spontan rückläufig Differenzialdiagnose: • Hämosiderin-Färbung	Befundabhängig: • Sonnenschutz • Laser • chemische Peelings • Bleaching	Injektionstechnik Asepsis Inflammation zeitnah richtig behandeln Sonnenschutz
Späte Infektion	>2 Wochen	Variable Symptome: • Infektionszeichen z. B.: – Rötung – Überwärmung – Schwellung – Schmerzen – Induration • spätes inflammatorisches Knötchen • teilweise geringe Symptome • teilweise chronische Symptome • Fluktuation bei Abszess	Auch an atypische Erreger oder Biofilm als Auslöser denken	Befundabhängig: • konservative Therapie: – Antibiotikum für 2 Wochen – ggf. Doppelantibiotikatherapie – ggf. gefolgt von Hyaluronidase und erneuter Antibiotikagabe für 2 Wochen – ggf. Kultur & Antibiogramm • beim Versagen der konservativen Therapie: – chirurgische Exzision	Injektionstechnik Asepsis keine Behandlung bei Infektionsherd Patientenselektion
Späte Infektion: Biofilm	>2 Wochen	Variable Symptome: • Entzündungszeichen • geringe Symptome möglich • symptomlose Phase möglich • Aktivierung möglich • spätes inflammatorisches Knötchen • spätes nichtinflammatorisches Knötchen	Hinweis auf Biofilm: • Infektionszeichen > 7 Tage • Ineffektivität des Antibiotikums • Rekurrenz der Symptome nach Absetzen des Antibiotikums bakterielle Kultur meist negativ höheres Risiko bei großen Boli & langlebigen Fillern	Befundabhängig: • Antibiotikum; alleinige Antibiotikatherapie selten erfolgreich • ggf. zusätzlich Hyaluronidase • wenn aktive Infektion ausgeschlossen ggf. intraläsionale Glukokortikoide & 5-FU Therapie aufgrund vielfältiger Resistenzmechanismen schwer	Injektionstechnik & -volumen Produktauswahl Asepsis keine Behandlung bei Infektionsherd Patientenselektion

(Fortsetzung)

◼ Tab. 1.2 (Fortsetzung)

Entität	Zeitpunkt	Typische Symptome	Besonderheiten	Therapie	Prävention
Spätes inflammatorisches Knötchen	> 2 Wochen	Schwellung oder Knötchen mit Entzündungszeichen z. B.: • Schwellung • Rötung • Überwärmung • Schmerzen • Induration „heißes Knötchen"	Verschiedene Auslöser: • Immunreaktion/Fremdkörperreaktion • Infektion • Biofilm kann eine Rolle spielen • Trigger kann zur Auslösung beitragen Hinweis auf Infektion: • starke Überwärmung • Fluktuation • Pus ggf. Biopsie z.A.: • Sarkoidose • Mykobakterien • Fremdkörpergranulom • Biofilm	Befundabhängig: • Infektionsausschluss & milde Inflammation ggf.: – NSAR oder Antihistaminika – orale Glukokortikoide bei fehlender Besserung • Infektionsausschluss & starke Inflammation ggf.: – orale Glukokortikoide • Infektion möglich oder starke Inflammation ggf.: – Antibiotikum für 2 Wochen z. B. Clindamycin, Doxycyclin (teilweise Doppelantibiotikagabe notwendig) – gefolgt von Hyaluronidase & Antibiotikum für 2 Wochen • Kultur, Antibiogramm • refraktäres Knötchen ggf.: – intraläsionale Glukokortikoide – 5-FU – Laser • Fluktuation: – Inzision & Drainage – antibiogrammgerechte Antibiotikatherapie • Versagen der konservativen Therapie: – chirurgische Exzision	Injektionstechnik Asepsis keine Behandlung bei Infektionsherd Patientenselektion

| Spätes nicht in-flammatorisches Knötchen | > 2 Wochen | Unempfindliche Schwellung oder Knötchen ohne Inflammationszeichen „kaltes Knötchen" | Mögliche Ursache: • persistierendes frühes nichtinflammatorisches Knötchen • Migration • abgekapseltes Hämatom • Fremdkörperreaktion • ruhendes in-flammatorisches Knötchen (Granulom, Biofilm) ruhende Knötchen sind potenziell aktivierbar bei multiplen Knötchen auch an systemische granulomatöse Erkrankung denken | In Abhängigkeit von Befund und Leidensdruck: • abwarten • Hyaluronidase bei persistierendem Produktüberschuss ggf.: • Punktion & Expression • Glukokortikoide (nur nach Infektionsausschluss) • chirurgische Exzision (bei V. a. ruhenden Biofilm s. Therapie Biofilm) | Injektionstechnik Asepsis keine Behandlung bei Infektionsherd Patientenselektion |

5-FU 5-Fluorouracil; *NSAR* nichtsteroidale Antirheumatika; z.A. zum Ausschluss

1.3.5 Hyaluronidase zur Behandlung von Komplikationen

Bei der Therapie einer Vielzahl von Komplikationen spielt Hyaluronidase aufgrund ihrer Eigenschaft, Hyaluronsäuren spalten zu können, trotz „Off-Label-Use", eine große Rolle. Zu den Einsatzgebieten zählen unter anderem vaskuläre Verschlüsse, Filler-Migrationen, Materialüberschüsse, Tyndall-Effekte, malare Ödeme, Hypersensitivitätsreaktionen oder Biofilmbildungen. Um die Hyaluronidase möglichst sicher einsetzen zu können, sollte der Behandler neben Kenntnissen über das Produkt inklusive der Wirkung, Dosierung und Verdünnung auch über die Nachbehandlung sowie Nebenwirkungen informiert sein (s. ▶ Kap. 4). Aufgrund möglicher, wenn auch seltener allergischer Reaktionen, ist ein Allergietest vor einer Behandlung mit Hyaluronidase in Nichtnotfallsituationen empfohlen.

1.3.6 Allgemeine Tipps zur Vermeidung von Komplikationen

Die Prävention von Komplikationen sollte im Rahmen einer Unterspritzung mit Hyaluronsäure eine große Rolle spielen (s. ▶ Kap. 5). Dabei bilden eine fundierte Ausbildung und sehr gute Anatomiekenntnisse die Grundlage. Weitere wichtige Aspekte umfassen die Planung der Behandlung inklusive der Patientenanamnese, -selektion und Aufklärung, die passende Produktauswahl, das aseptische Arbeiten und die Anwendung der korrekten Injektionstechnik sowie eine gute Nachsorge.

Literatur

ISAP. International survey on aesthetic/cosmetic procedures performed in 2021; 2022. https://www.isaps.org/media/vdpdanke/isaps-global-survey_2021.pdf. Zugegriffen am 06.05.2023

Philipp-Dormston WG, Goodman GJ, De Boulle K, et al. Global approaches to the prevention and management of delayed-onset adverse reactions with hyaluronic acid-based fillers. Plast Reconstr Surg Glob Open. 2020;8(4):e2730. Published 2020 Apr 29. https://doi.org/10.1097/GOX.0000000000002730.

Rohrich RJ, Nguyen AT, Kenkel JM. Lexicon for soft tissue implants. Dermatologic Surg. 2009;35(Suppl 2):1605–11. https://doi.org/10.1111/j.1524-4725.2009.01337.x.

Turkmani MG, De Boulle K, Philipp-Dormston WG. Delayed hypersensitivity reaction to hyaluronic acid dermal filler following influenza-like illness. Clin Cosmet Investig Dermatol. 2019;12:277–83. Published 2019 Apr 29. https://doi.org/10.2147/CCID.S198081.

Weiterführende Literatur

Alam M, Gladstone H, Kramer EM, et al. ASDS guidelines of care: injectable fillers. Dermatologic Surg. 2008;34(Suppl 1):S115–48. https://doi.org/10.1111/j.1524-4725.2008.34253.x.

Alawami AZ, Tannous Z. Late onset hypersensitivity reaction to hyaluronic acid dermal fillers manifesting as cutaneous and visceral angioedema. J Cosmet Dermatol. 2021;20(5):1483–5. https://doi.org/10.1111/jocd.13894.

Alijotas-Reig J, Fernández-Figueras MT, Puig L. Late-onset inflammatory adverse reactions related to soft tissue filler injections. Clin Rev Allergy Immunol. 2013;45(1):97–108. https://doi.org/10.1007/s12016-012-8348-5.

AMBOSS GmbH. Virostatika. 2022. https://www.amboss.com/de/wissen/Virostatika#Z48f120f98e-b452825a548eca39361608. Zugegriffen am 27.02.2022

American Board of Facial Cosmetic Surgery. Here's what you need to know about dermal fillers and the COVID-19 vaccine. 2021. https://www.ambrdfcs.org/blog/dermal-filler-swelling-covid-19-vaccine/. Zugegriffen am 04.03.2023

Arron ST, Neuhaus IM. Persistent delayed-type hypersensitivity reaction to injectable non-animal-stabilized hyaluronic acid. J Cosmet Dermatol. 2007;6(3):167–71. https://doi.org/10.1111/j.1473-2165.2007.00331.x.

Artzi O, Cohen JL, Dover JS, et al. Delayed inflammatory reactions to hyaluronic acid fillers: a literature review and proposed treatment algorithm. Clin Cosmet Investig Dermatol. 2020;13:371–8. Published 2020 May 18. https://doi.org/10.2147/CCID.S247171.

Bailey SH, Cohen JL, Kenkel JM. Etiology, prevention, and treatment of dermal filler complications. Aesthet Surg J. 2011;31(1):110–21. https://doi.org/10.1177/1090820X10391083.

Beleznay K, Carruthers JD, Carruthers A, Mummert ME, Humphrey S. Delayed-onset nodules secondary to a smooth cohesive 20 mg/mL hyaluronic acid filler: cause and management. Dermatologic Surg. 2015;41(8):929–39. https://doi.org/10.1097/DSS.0000000000000418.

Beylot C, Auffret N, Poli F, et al. Propionibacterium acnes: an update on its role in the pathogenesis of acne. J Eur Acad Dermatol Venereol. 2014;28(3):271–8. https://doi.org/10.1111/jdv.12224.

Bhojani-Lynch T. Late-onset inflammatory response to hyaluronic acid dermal fillers. Plast Reconstr Surg Glob Open. 2017;5(12):e1532. Published 2017 Dec 22. https://doi.org/10.1097/GOX.0000000000001532.

Buhren BA, Schrumpf H, Hoff NP, Bölke E, Hilton S, Gerber PA. Hyaluronidase: from clinical applications to molecular and cellular mechanisms. Eur J Med Res. 2016;21:5. Published 2016 Feb 13. https://doi.org/10.1186/s40001-016-0201-5.

Burgess C, Awosika O. Ethnic and gender considerations in the use of facial injectables: African-American patients. Plast Reconstr Surg. 2015;136(5 Suppl):28S–31S. https://doi.org/10.1097/PRS.0000000000001813.

Carle MV, Roe R, Novack R, Boyer DS. Cosmetic facial fillers and severe vision loss. JAMA Ophthalmol. 2014;132(5):637–9. https://doi.org/10.1001/jamaophthalmol.2014.498.

Carruthers JDA, Fagien S, Rohrich RJ, Weinkle S, Carruthers A. Blindness caused by cosmetic filler injection: a review of cause and therapy. Plast Reconstr Surg. 2014;134(6):1197–201. https://doi.org/10.1097/PRS.0000000000000754.

Casabona G. Blood aspiration test for cosmetic fillers to prevent accidental intravascular injection in the face. Dermatologic Surg. 2015;41(7):841–7. https://doi.org/10.1097/DSS.0000000000000395.

Casabona GR. Reply to blood aspiration test for cosmetic fillers to prevent accidental intravascular injection in the face. Dermatologic Surg. 2017;43(4):611–2. https://doi.org/10.1097/DSS.0000000000000960.

Cassuto D, Sundaram H. A problem-oriented approach to nodular complications from hyaluronic acid and calcium hydroxylapatite fillers: classification and recommendations for treatment. Plast Reconstr Surg. 2013;132(4 Suppl 2):48S–58S. https://doi.org/10.1097/PRS.0b013e31829e52a7.

Cassuto D, Marangoni O, De Santis G, Christensen L. Advanced laser techniques for filler-induced complications. Dermatologic Surg. 2009;35(Suppl 2):1689–95. https://doi.org/10.1111/j.1524-4725.2009.01348.x.

Chen Y, Wang W, Li J, Yu Y, Li L, Lu N. Fundus artery occlusion caused by cosmetic facial injections. Chin Med J. 2014;127(8):1434–7.

Chiang YZ, Pierone G, Al-Niaimi F. Dermal fillers: pathophysiology, prevention and treatment of complications. J Eur Acad Dermatol Venereol. 2017;31(3):405–13. https://doi.org/10.1111/jdv.13977.

Christensen LH. Host tissue interaction, fate, and risks of degradable and nondegradable gel fillers. Dermatologic Surg. 2009;35(Suppl 2):1612–9. https://doi.org/10.1111/j.1524-4725.2009.01338.x.

Ciancio F, Tarico MS, Giudice G, Perrotta RE. Early hyaluronidase use in preventing skin necrosis after treatment with dermal fillers: report of two cases. F1000Res. 2018;7:1388. Published 2018 Sep 3. https://doi.org/10.12688/f1000research.15568.2.

Cohen JL. Understanding, avoiding, and managing dermal filler complications. Dermatologic Surg. 2008;34(Suppl 1):S92–9. https://doi.org/10.1111/j.1524-4725.2008.34249.x.

Cohen JL, Bhatia AC. The role of topical vitamin K oxide gel in the resolution of postprocedural purpura. J Drugs Dermatol. 2009;8(11):1020–4.

Cohen JL, Biesman BS, Dayan SH, et al. Treatment of hyaluronic acid filler-induced impending necrosis with hyaluronidase: consensus recommendations. Aesthet Surg J. 2015;35(7):844–9. https://doi.org/10.1093/asj/sjv018.

Daines SM, Williams EF. Complications associated with injectable soft-tissue fillers: a 5-year retrospective review. JAMA Facial Plast Surg. 2013;15(3):226–31. https://doi.org/10.1001/jamafacial.2013.798.

Dayan SH, Arkins JP, Brindise R. Soft tissue fillers and biofilms. Facial Plast Surg. 2011;27(1):23–8. https://doi.org/10.1055/s-0030-1270415.

De Boulle K. Management of complications after implantation of fillers. J Cosmet Dermatol. 2004;3(1):2–15. https://doi.org/10.1111/j.1473-2130.2004.00058.x.

De Boulle K, Heydenrych I. Patient factors influencing dermal filler complications: prevention, assessment, and treatment. Clin Cosmet Investig Dermatol. 2015;8:205–14. Published 2015 Apr 15. https://doi.org/10.2147/CCID.S80446.

DeLorenzi C. Complications of injectable fillers, part I. Aesthet Surg J. 2013;33(4):561–75. https://doi.org/10.1177/1090820X13484492.

DeLorenzi C. Complications of injectable fillers, part 2: vascular complications. Aesthet Surg J. 2014;34(4):584–600. https://doi.org/10.1177/1090820X14525035.

DeLorenzi C. New high dose pulsed hyaluronidase protocol for hyaluronic acid filler vascular adverse events. Aesthet Surg J. 2017;37(7):814–25. https://doi.org/10.1093/asj/sjw251.

Douse-Dean T, Jacob CI. Fast and easy treatment for reduction of the Tyndall effect secondary to cosmetic use of hyaluronic acid. J Drugs Dermatol. 2008;7(3):281–3.

Dunn AL, Heavner JE, Racz G, Day M. Hyaluronidase a review of approved formulations, indications and off-label use in chronic pain management. Expert Opin Biol Ther. 2010;10(1):127–31. https://doi.org/10.1517/14712590903490382.

Fan X, Dong M, Li T, Ma Q, Yin Y. Two cases of adverse reactions of hyaluronic acid-based filler injections. Plast Reconstr Surg Glob Open. 2016;4(12):e1112. Published 2016 Dec 7. https://doi.org/10.1097/GOX.0000000000001112.

Fang M, Rahman E, Kapoor KM, et al. Plast Reconstr Surg Glob Open. 2018;6(5):e1789. Published 2018 May 25. https://doi.org/10.1097/GOX.0000000000001789.

Fitzgerald R, Bertucci V, Sykes JM, Duplechain JK. Adverse reactions to injectable fillers. Facial Plast Surg. 2016;32(5):532–55. https://doi.org/10.1055/s-0036-1592340.

Friedman PM, Mafong EA, Kauvar AN, Geronemus RG. Safety data of injectable nonanimal stabilized hyaluronic acid gel for soft tissue augmentation. Dermatologic Surg. 2002;28(6):491–4. https://doi.org/10.1046/j.1524-4725.2002.01251.x.

Funt D, Pavicic T. Dermal fillers in aesthetics: an overview of adverse events and treatment approaches. Clin Cosmet Investig Dermatol. 2013;6:295–316. Published 2013 Dec 12. https://doi.org/10.2147/CCID.S50546.

Glaich AS, Cohen JL, Goldberg LH. Injection necrosis of the glabella: protocol for prevention and treatment after use of dermal fillers. Dermatologic Surg. 2006;32(2):276–81. https://doi.org/10.1111/j.1524-4725.2006.32052.x.

Goodman GJ. An interesting reaction to a high- and low-molecular weight combination hyaluronic acid. Dermatologic Surg. 2015;41(Suppl 1):S164–6. https://doi.org/10.1097/DSS.0000000000000257.

Hahn J, Hoffmann TK, Bock B, Nordmann-Kleiner M, Trainotti S, Greve J. Angioedema. Dtsch Arztebl Int. 2017;114(29–30):489–96. https://doi.org/10.3238/arztebl.2017.0489.

Hall-Stoodley L, Stoodley P, Kathju S, et al. Towards diagnostic guidelines for biofilm-associated infections. FEMS Immunol Med Microbiol. 2012;65(2):127–45. https://doi.org/10.1111/j.1574-695X.2012.00968.x.

Hartmann D, Ruzicka T, Gauglitz GG. Complications associated with cutaneous aesthetic procedures. J Dtsch Dermatol Ges. 2015;13(8):778–86. https://doi.org/10.1111/ddg.12757.

Hermesch CB, Hilton TJ, Biesbrock AR, et al. Perioperative use of 0.12% chlorhexidine gluconate for the prevention of alveolar osteitis: efficacy and risk factor analysis. Oral Surg Oral Med Oral Pathol Oral Radiol Endod. 1998;85(4):381–7. https://doi.org/10.1016/s1079-2104(98)90061-0.

Heydenrych I, Kapoor KM, De Boulle K, et al. A 10-point plan for avoiding hyaluronic acid dermal filler-related complications during facial aesthetic procedures and algorithms for management. Clin Cosmet Investig Dermatol. 2018;11:603–11. Published 2018 Nov 23. https://doi.org/10.2147/CCID.S180904.

Hirsch RJ, Narurkar V, Carruthers J. Management of injected hyaluronic acid induced Tyndall effects. Lasers Surg Med. 2006;38(3):202–4. https://doi.org/10.1002/lsm.20283.

Hirsch RJ, Cohen JL, Carruthers JD. Successful management of an unusual presentation of impending necrosis following a hyaluronic acid injection embolus and a proposed algorithm for management with hyaluronidase. Dermatologic Surg. 2007;33(3):357–60. https://doi.org/10.1111/j.1524-4725.2007.33073.x.

Hsiao SF, Huang YH. Partial vision recovery after iatrogenic retinal artery occlusion. BMC Ophthalmol. 2014;14:120. Published 2014 Oct 11. https://doi.org/10.1186/1471-2415-14-120.

Hu XZ, Hu JY, Wu PS, Yu SB, Kikkawa DO, Lu W. Posterior ciliary artery occlusion caused by hyaluronic acid injections into the forehead: a case report. Medicine (Baltimore). 2016;95(11):e3124. https://doi.org/10.1097/MD.0000000000003124.

Humphrey S, Carruthers J, Carruthers A. Clinical experience with 11,460 mL of a 20-mg/mL, smooth, highly cohesive, viscous hyaluronic acid filler. Dermatologic Surg. 2015;41(9):1060–7. https://doi.org/10.1097/DSS.0000000000000434.

Hwang CJ. Periorbital injectables: understanding and avoiding complications. J Cutan Aesthet Surg. 2016;9(2):73–9. https://doi.org/10.4103/0974-2077.184049.

Ibrahim O, Overman J, Arndt KA, Dover JS. Filler nodules: inflammatory or infectious? A review of biofilms and their implications on clinical practice. Dermatologic Surg. 2018;44(1):53–60. https://doi.org/10.1097/DSS.0000000000001202.

Kim JH, Ahn DK, Jeong HS, Suh IS. Treatment algorithm of complications after filler injection: based on wound healing process. J Korean Med Sci. 2014;29 Suppl 3(Suppl 3):S176–82. https://doi.org/10.3346/jkms.2014.29.S3.S176.

King M. Management of Tyndall effect. J Clin Aesthet Dermatol. 2016;9(11):E6–8.

King M, Bassett S, Davies E, King S. Management of delayed onset nodules. J Clin Aesthet Dermatol. 2016;9(11):E1–5.

King M, Convery C, Davies E. This month's guideline: the use of hyaluronidase in aesthetic practice (v2.4). J Clin Aesthet Dermatol. 2018;11(6):E61–8.

Kleydman K, Cohen JL, Marmur E. Nitroglycerin: a review of its use in the treatment of vascular occlusion after soft tissue augmentation. Dermatologic Surg. 2012;38(12):1889–97. https://doi.org/10.1111/dsu.12001.

Kulichova D, Borovaya A, Ruzicka T, Thomas P, Gauglitz GG. Understanding the safety and tolerability of facial filling therapeutics. Expert Opin Drug Saf. 2014;13(9):1215–26. https://doi.org/10.1517/14740338.2014.939168.

Lazzeri D, Agostini T, Figus M, Nardi M, Pantaloni M, Lazzeri S. Blindness following cosmetic injections of the face. Plast Reconstr Surg. 2012;129(4):995–1012. https://doi.org/10.1097/PRS.0b013e3182442363.

Ledon JA, Savas JA, Yang S, Franca K, Camacho I, Nouri K. Inflammatory nodules following soft tissue filler use: a review of causative agents, pathology and treatment options. Am J Clin Dermatol. 2013;14(5):401–11. https://doi.org/10.1007/s40257-013-0043-7.

Lee JI, Kang SJ, Sun H. Skin necrosis with oculomotor nerve palsy due to a hyaluronic acid filler injection [published correction appears in Arch Plast Surg. 2017 Nov;44(6):575–576]. Arch Plast Surg. 2017;44(4):340–3. https://doi.org/10.5999/aps.2017.44.4.340.

Lemperle G, Gauthier-Hazan N. Foreign body granulomas after all injectable dermal fillers: part 2. Treatment options. Plast Reconstr Surg. 2009;123(6):1864–73. https://doi.org/10.1097/PRS.0b013e3181858f4f.

Lemperle G, Rullan PP, Gauthier-Hazan N. Avoiding and treating dermal filler complications. Plast Reconstr Surg. 2006;118(3 Suppl):92S–107S. https://doi.org/10.1097/01.prs.0000234672.69287.77.

Loh KT, Chua JJ, Lee HM, et al. Prevention and management of vision loss relating to facial filler injections. Singapore Med J. 2016;57(8):438–43. https://doi.org/10.11622/smedj.2016134.

Loh KTD, Phoon YS, Phua V, Kapoor KM. Successfully managing impending skin necrosis following hyaluronic acid filler injection, using high-dose pulsed hyaluronidase. Plast Reconstr Surg Glob Open. 2018;6(2):e1639. Published 2018 Feb 9. https://doi.org/10.1097/GOX.0000000000001639.

Lohn JW, Penn JW, Norton J, Butler PE. The course and variation of the facial artery and vein: implications for facial transplantation and facial surgery. Ann Plast Surg. 2011;67(2):184–8. https://doi.org/10.1097/SAP.0b013e31822484ae.

Lowe NJ, Maxwell CA, Patnaik R. Adverse reactions to dermal fillers: review. Dermatologic Surg. 2005;31(11 Pt 2):1616–25.

Lupton JR, Alster TS. Cutaneous hypersensitivity reaction to injectable hyaluronic acid gel. Dermatologic Surg. 2000;26(2):135–7. https://doi.org/10.1046/j.1524-4725.2000.99202.x.

Marusza W, Olszanski R, Sierdzinski J, et al. Treatment of late bacterial infections resulting from soft-tissue filler injections. Infect Drug Resist. 2019;12:469–80. Published 2019 Feb 20. https://doi.org/10.2147/IDR.S186996.

1

Michon A. Hyaluronic acid soft tissue filler delayed inflammatory reaction following COVID-19 vaccination – a case report. J Cosmet Dermatol. 2021;20(9):2684–90. https://doi.org/10.1111/jocd.14312.

Myung Y, Yim S, Jeong JH, et al. The classification and prognosis of periocular complications related to blindness following cosmetic filler injection. Plast Reconstr Surg. 2017;140(1):61–4. https://doi.org/10.1097/PRS.0000000000003471.

Narins RS, Brandt F, Leyden J, Lorenc ZP, Rubin M, Smith S. A randomized, double-blind, multicenter comparison of the efficacy and tolerability of Restylane versus Zyplast for the correction of nasolabial folds. Dermatologic Surg. 2003;29(6):588–95. https://doi.org/10.1046/j.1524-4725.2003.29150.x.

Narins RS, Coleman WP 3rd, Glogau RG. Recommendations and treatment options for nodules and other filler complications. Dermatologic Surg. 2009;35(Suppl 2):1667–71. https://doi.org/10.1111/j.1524-4725.2009.01335.x.

Opstelten W, Neven AK, Eekhof J. Treatment and prevention of herpes labialis. Can Fam Physician. 2008;54(12):1683–7.

Ozturk CN, Li Y, Tung R, Parker L, Piliang MP, Zins JE. Complications following injection of soft-tissue fillers. Aesthet Surg J. 2013;33(6):862–77. https://doi.org/10.1177/1090820X13493638.

Park KH, Kim YK, Woo SJ, et al. Iatrogenic occlusion of the ophthalmic artery after cosmetic facial filler injections: a national survey by the Korean Retina Society. JAMA Ophthalmol. 2014;132(6):714–23. https://doi.org/10.1001/jamaophthalmol.2013.8204.

Park SW, Woo SJ, Park KH, Huh JW, Jung C, Kwon OK. Iatrogenic retinal artery occlusion caused by cosmetic facial filler injections. Am J Ophthalmol. 2012;154(4):653–662.e1. https://doi.org/10.1016/j.ajo.2012.04.019.

Peter S, Mennel S. Retinal branch artery occlusion following injection of hyaluronic acid (Restylane). Clin Experiment Ophthalmol. 2006;34(4):363–4. https://doi.org/10.1111/j.1442-9071.2006.01224.x.

Philipp-Dormston WG, Bergfeld D, Sommer BM, et al. Consensus statement on prevention and management of adverse effects following rejuvenation procedures with hyaluronic acid-based fillers. J Eur Acad Dermatol Venereol. 2017;31(7):1088–95. https://doi.org/10.1111/jdv.14295.

Requena L, Requena C, Christensen L, Zimmermann US, Kutzner H, Cerroni L, et al. J Am Acad Dermatol. 2011;64(1):1–36. https://doi.org/10.1016/j.jaad.2010.02.064.

Rohrich RJ, Monheit G, Nguyen AT, Brown SA, Fagien S. Soft-tissue filler complications: the important role of biofilms [published correction appears in Plast Reconstr Surg. 2010 Jun;125(6):1850]. Plast Reconstr Surg. 2010;125(4):1250–6. https://doi.org/10.1097/PRS.0b013e3181cb4620.

Rohrich RJ, Bartlett EL, Dayan E. Practical approach and safety of hyaluronic acid fillers. Plast Reconstr Surg Glob Open. 2019;7(6):e2172. Published 2019 Jun 14. https://doi.org/10.1097/GOX.0000000000002172.

Sadeghpour M, Quatrano NA, Bonati LM, Arndt KA, Dover JS, Kaminer MS. Delayed-onset nodules to differentially crosslinked hyaluronic acids: comparative incidence and risk assessment. Dermatologic Surg. 2019;45(8):1085–94. https://doi.org/10.1097/DSS.0000000000001814.

Sclafani AP, Fagien S. Treatment of injectable soft tissue filler complications. Dermatologic Surg. 2009;35(Suppl 2):1672–80. https://doi.org/10.1111/j.1524-4725.2009.01346.x.

Shah NS, Lazarus MC, Bugdodel R, et al. The effects of topical vitamin K on bruising after laser treatment. J Am Acad Dermatol. 2002;47(2):241–4. https://doi.org/10.1067/mjd.2002.120465.

Shalmon D, Cohen JL, Landau M, Verner I, Sprecher E, Artzi O. Management patterns of delayed inflammatory reactions to hyaluronic acid dermal fillers: an online survey in Israel. Clin Cosmet Investig Dermatol. 2020;13:345–9. Published 2020 May 7. https://doi.org/10.2147/CCID.S247315.

Shoughy SS. Visual loss following cosmetic facial filler injection. Arq Bras Oftalmol. 2019;82(6):511–3. Published 2019 Sep 12. https://doi.org/10.5935/0004-2749.20190092.

Signorini M, Liew S, Sundaram H, et al. Global aesthetics consensus: avoidance and management of complications from hyaluronic acid fillers-evidence- and opinion-based review and consensus recommendations. Plast Reconstr Surg. 2016;137(6):961e–71e. https://doi.org/10.1097/PRS.0000000000002184.

Snozzi P, van Loghem JAJ. Complication management following rejuvenation procedures with hyaluronic acid fillers-an algorithm-based approach. Plast Reconstr Surg Glob Open. 2018;6(12):e2061. Published 2018 Dec 17. https://doi.org/10.1097/GOX.0000000000002061.

Souza Felix Bravo B, De Almeida K, Balassiano L, Roos Mariano Da Rocha C, et al. Delayed-type necrosis after soft-tissue augmentation with hyaluronic acid. J Clin Aesthet Dermatol. 2015;8(12):42–7.

Sperling B, Bachmann F, Hartmann V, Erdmann R, Wiest L, Rzany B. The current state of treatment of adverse reactions to injectable fillers. Dermatologic Surg. 2010;36(Suppl 3):1895–904. https://doi.org/10.1111/j.1524-4725.2010.01782.x.

Sunderkötter C, Becker K, Eckmann C, Graninger W, Kujath P, Schöfer H. S2k-Leitlinie Haut- und Weichgewebeinfektionen. Auszug aus „Kalkulierte parenterale Initialtherapie bakterieller Erkrankungen bei Erwachsenen – update 2018". J Dtsch Dermatol Ges. 2019;17(3):345–71. https://doi.org/10.1111/ddg.13790_g.

Szantyr A, Orski M, Marchewka I, Szuta M, Orska M, Zapała J. Ocular complications following autologous fat injections into facial area: case report of a recovery from visual loss after ophthalmic artery occlusion and a review of the literature. Aesth Plast Surg. 2017;41(3):580–4. https://doi.org/10.1007/s00266-017-0805-3.

Taylor SC, Burgess CM, Callender VD. Safety of nonanimal stabilized hyaluronic acid dermal fillers in patients with skin of color: a randomized, evaluator-blinded comparative trial. Dermatologic Surg. 2009;35(Suppl 2):1653–60. https://doi.org/10.1111/j.1524-4725.2009.01344.x.

Urdiales-Gálvez F, Delgado NE, Figueiredo V, et al. Preventing the complications associated with the use of dermal fillers in facial aesthetic procedures: an expert group consensus report. Aesth Plast Surg. 2017;41(3):667–77. https://doi.org/10.1007/s00266-017-0798-y.

Urdiales-Gálvez F, Delgado NE, Figueiredo V, et al. Treatment of soft tissue filler complications: expert consensus recommendations. Aesth Plast Surg. 2018;42(2):498–510. https://doi.org/10.1007/s00266-017-1063-0.

Van Dyke S, Hays GP, Caglia AE, Caglia M. Severe acute local reactions to a hyaluronic acid-derived dermal filler. J Clin Aesthet Dermatol. 2010;3(5):32–5.

Walker L, King M. This month's guideline: visual loss secondary to cosmetic filler injection. J Clin Aesthet Dermatol. 2018;11(5):E53–5.

Wikipedia. Anaphylaxie. 2023. https://de.wikipedia.org/wiki/Anaphylaxie. Zugegriffen am 08.05.2023

Wu S, Pan L, Wu H, et al. Anatomic study of ophthalmic artery embolism following cosmetic injection. J Craniofac Surg. 2017;28(6):1578–81. https://doi.org/10.1097/SCS.0000000000003674.

Zhang L, Pan L, Xu H, et al. Clinical observations and the anatomical basis of blindness after facial hyaluronic acid injection [published correction appears in Aesthetic Plast Surg. 2020 Oct;44(5):1953]. Aesth Plast Surg. 2019;43(4):1054–60. https://doi.org/10.1007/s00266-019-01374-w.

Zhu GZ, Sun ZS, Liao WX, et al. Efficacy of retrobulbar hyaluronidase injection for vision loss resulting from hyaluronic acid filler embolization. Aesthet Surg J. 2017;38(1):12–22. https://doi.org/10.1093/asj/sjw216.

Gefahren bei der Anwendung von Hyaluronsäure

Inhaltsverzeichnis

K. Hilgers, *Komplikationsmanagement nach Unterspritzungen mit Hyaluronsäure*,
https://doi.org/10.1007/978-3-662-70382-3_2

2

2.1   Einführung zur Hyaluronsäure

Hyaluronsäure ist ein natürlich vorkommendes, lineares Polysaccharid, das einen essenziellen Teil der extrazellulären Matrix der Haut ausmacht und dem eine wichtige Rolle bei der Hautalterung zugeschrieben wird. Seit den 1990er-Jahren werden reversible Filler auf Hyaluronsäure-Basis zur Gewebeaugmentation verwendet und haben sich mittlerweile aufgrund ihrer günstigen Eigenschaften als Goldstandard etabliert. Sie hydratisieren das Gewebe, sind biokompatibel, nur begrenzt immunogen und verfügen mit der Hyaluronidase über ein Antidot, weshalb sie insgesamt als relativ sicher eingestuft werden. Im Unterschied zur natürlich vorkommenden Hyaluronsäure zeichnen sie sich durch eine verlängerte Halbwertszeit aus. Hyaluronsäure-Filler können, je nach spezifischer Zusammensetzung, verschiedene Eigenschaften im Hinblick auf ihre Haltbarkeit, Viskosität, Elastizität und Schwellneigung aufweisen. Eine wichtige Rolle spielen dabei die jeweilige Hyaluronsäure-Konzentration und die Anzahl der Quervernetzungen.

Im Allgemeinen sind Hyaluronsäure-Unterspritzungen bei korrekter Anwendung mit einer niedrigen Komplikationsrate assoziiert. Doch nicht alle Komplikationen sind vermeidbar. Auch wenn es sich bei einem Großteil um milde und vorübergehende Reaktionen handelt, können im schlimmsten Fall gravierende Komplikationen auftreten, die ein sofortiges Handeln erfordern. Hinzu kommt, dass die steigende Anzahl an Behandlungen, die Verwendung größerer Filler-Volumina, die Einführung immer neuer Produkte und die regelmäßige Wiederholung von Unterspritzungen in den letzten Jahren zu einem zunehmenden Anstieg an Komplikationen geführt hat. Daher ist die Kenntnis des Spektrums an Komplikationen und der Therapie umso wichtiger geworden. Zu den häufigsten unerwünschten Reaktionen zählen Schwellungen, Schmerzen, Indurationen, Hämatome, Rötungen, Verfärbungen oder Juckreiz, die jedoch meist innerhalb einer Woche reversibel sind (Cassuto et al. 2020).

Komplikationen können für den Behandler und Patienten eine immense emotionale, medizinische und finanzielle Belastung bedeuten. Daher ist neben der adäquaten Therapie die Vermeidung von Komplikationen sowie eine sorgfältige Aufklärung des Patienten von entscheidender Bedeutung (◘ Abb. 2.1).

◘ **Abb. 2.1**   Foto eines Hyaluronsäure-Fillers

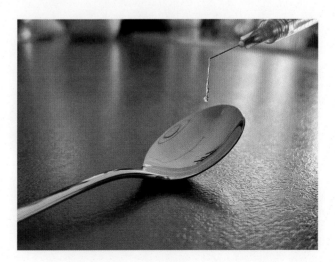

2.2 Gefahrenzonen bei einer Unterspritzung mit Hyaluronsäure

Komplikationen können theoretisch nach jeder Unterspritzung mit einer Hyaluronsäure und in allen Behandlungszonen auftreten. Manche Regionen bergen jedoch insbesondere in Bezug auf die gefürchteten vaskulären Verschlüsse ein höheres Risiko und werden daher als Gefahrenzonen eingestuft. Andere Regionen neigen eher zu Infektionen, Schwellungen oder einem Tyndall-Effekt. Untersuchungen zeigen, dass vaskuläre Verschlüsse häufiger nach Unterspritzungen im Bereich des Mittelgesichts, der Nasolabialfalte, der Nase, der Glabella oder der Schläfen auftreten.

Eine Konsensusanalyse aus 2019 ordnet beispielsweise die Bereiche, je nach Risiko eines vaskulären Verschlusses mit visueller Beeinträchtigung, in vier Gruppen ein (Goodman et al. 2020):

> **Vaskulärer Verschluss mit visueller Beeinträchtigung**
> *Sehr hohes Risiko:* Glabella, Nase, Stirn
> *Hohes Risiko:* Schläfen, Nasolabialfalten, Tränenrinnen, mediale Wangen, periorbitaler Bereich
> *Moderates Risiko:* Lippen, perioraler Bereich, anteriore Wangen
> *Niedriges Risiko:* Jawline, Marionetten, laterale Wangen, Kinn, submalarer Bereich, präaurikulärer Bereich

Zu ähnlichen Ergebnissen kommt ein Literaturreview aus dem Jahr 2019, das die Nase, Glabella, Stirn und die Nasolabialfalten als Zonen mit dem höchsten Risiko für den Verlust der Sehfähigkeit identifiziert (Beleznay et al. 2019). Solche Zuordnungen können dem Behandler bei der Risikobewertung helfen, sollten aber bei niedrigem Risiko nicht zur Unvorsichtigkeit führen.

Gefäßverschlüsse können aufgrund der vielen vaskulären Anastomosen im Gesicht auch in Gebieten auftreten, die von der Injektionsstelle entfernt sind. Da die Embolien häufiger im Bereich der Glabella, der dorsalen Nase, der Nasenspitze, der zentralen Lippen oder der Wangen enden, sollte diesen Bereichen bei der Ischämieüberprüfung nach der Unterspritzung besondere Aufmerksamkeit zuteilwerden (◨ Abb. 2.2).

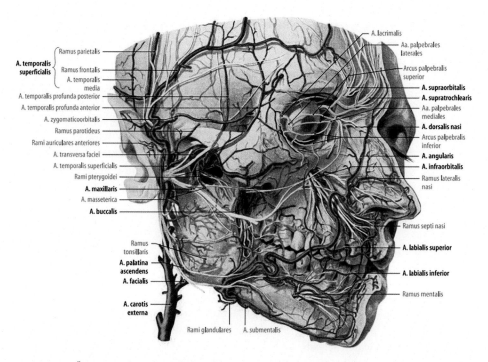

Abb. 2.2 Übersicht über die vaskuläre Anatomie des Kopfes, Arterien der Gesichtsregion. (Aus Tillmann 2020, mit freundlicher Genehmigung)

2.2.1 Wichtige Gefahrenzonen

Wie im vorherigen Abschnitt erwähnt, existieren im Gesicht Bereiche, die mit einem höheren Risiko für Gefäßverschlüsse oder Komplikationen assoziiert sind und daher als Gefahrenzonen gelten. Nachfolgend werden wichtige Gefahrenzonen detaillierter erläutert.

2.2.1.1 Glabella

Die Glabella zählt aufgrund ihrer speziellen Anatomie zu den Hochrisikozonen für einen vaskulären Verschluss oder einen Verlust der Sehfähigkeit. Eine Metaanalyse aus dem Jahr 2019 zeigt, dass nach Glabella-Injektionen die meisten Verschlüsse der Arteria centralis retinae beobachtet wurden (Sito et al. 2019). Mit der Arteria supratrochlearis und Arteria supraorbitalis beherbergt sie zwei Äste der Arteria ophthalmica und steht somit in Verbindung zur Arteria carotis interna und Arteria centralis retinae. Hinzu kommt, dass die Arteria supratrochlearis und Arteria supraorbitalis nur ein kleines Lumen besitzen, welches schon durch geringe Volumina verschlossen werden kann, und die Versorgung der Glabella durch Kollateralen limitiert ist (DeLorenzi 2017).

2.2.1.2 Nase

Die Nase weist aufgrund ihrer starken Vaskularisierung und Anastomosen ein sehr hohes Risiko für Komplikationen auf. Durch ihre Verbindung zum Stromgebiet der Arteria carotis interna können Injektionen zu einem Verlust der Sehfähigkeit führen.

◘ Abb. 2.3 Ausschnitt Glabella und Nase, Arterien der Gesichtsregion. (Adaptiert nach Tillmann 2020, mit freundlicher Genehmigung)

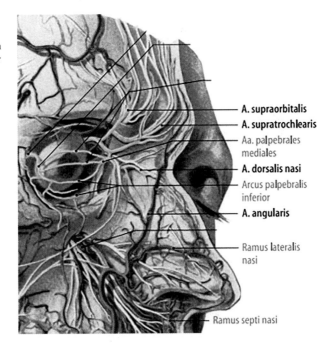

A. supraorbitalis
A. supratrochlearis
Aa. palpebrales mediales
A. dorsalis nasi
Arcus palpebralis inferior
A. angularis
Ramus lateralis nasi
Ramus septi nasi

Beispielsweise wurden in der oben genannten Metaanalyse von 2019 Verschlüsse der Arteria ophthalmica am häufigsten nach Injektionen an der Nase beobachtet (Sito et al. 2019). Ein zusätzliches Risiko stellen die kleinlumigen Gefäße wie die Arteria dorsalis nasi dar, die leicht verschlossen oder komprimiert werden können. Bei voroperierten Nasen steigt das Risiko für Komplikationen zusätzlich (◘ Abb. 2.3).

2.2.1.3 Schläfe

Auch der Schläfenbereich birgt ein hohes Risiko für einen Gefäßverschluss. Hinzu kommt, dass durch die Verbindung zur Arteria carotis interna die Gefahr einer Embolie in diesem Stromgebiet und somit z. B. auch für einen Apoplex besteht. Das Risiko einer intrakraniellen Penetration sollte ebenfalls bei tiefen temporalen Injektionen im Schläfenbereich berücksichtigt werden (◘ Abb. 2.4).

2.2.1.4 Wange

Ist eine Unterspritzung im Wangenbereich geplant, sollte zur Vermeidung von Komplikationen besondere Aufmerksamkeit auf das Foramen infraorbitale, das Foramen zygomaticofaciale, die Arteria facialis mit ihren Ästen und die Lage der Parotis gelegt werden.

2.2.1.5 Nasolabialfalte

Behandlungen im Bereich der Nasolabialfalten sollten aufgrund des Verlaufes der Arteria facialis nur sehr vorsichtig durchgeführt werden. In den unteren zwei Dritteln der Nasolabialfalte verläuft die Arterie häufig im Muskel oder tief subkutan und wird im oberen Drittel oberflächlicher. Die Tiefen können aber auch intraindividuell variieren (Rohrich et al. 2019). Als besonders gefährlich gelten Behandlungen in der Nähe der Nasenflügelfurche, da ein Verschluss der Arteria angularis aufgrund der limitierten Kollateralisierung leicht zu einer Nasenflügelnekrose führen kann (Souza et al. 2015). Bei Injektionen der Nasolabialfalte sollte zusätzlich die erhöhte Rate an Infektionen berücksichtigt werden.

2.2.1.6 Tränenrinne

Die Unterspritzung der Tränenrinne stellt für viele Behandler eine Herausforderung dar, da aufgrund der dünnen Haut leicht ein Tyndall-Effekt durch einen zu oberflächlich platzierten Filler ausgelöst werden kann und der empfindliche Lymphabfluss die Entstehung eines Ödems begünstigt. Eine Ödembildung ist je nach Patientenprädisposition schon durch geringe Mengen eines Fillers möglich (Vasquez et al. 2019). Zu weiteren Risiken zählen der Gefäßverschluss oder die akzidentelle Platzierung eines Fillers hinter dem Septum orbitale (◘ Abb. 2.5).

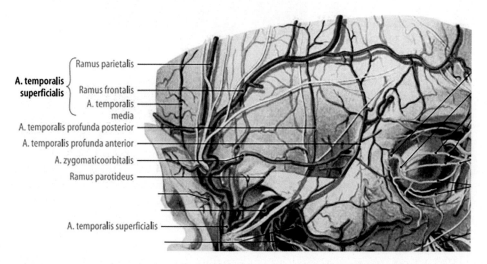

◘ **Abb. 2.4**   Ausschnitt Schläfe, Arterien der Gesichtsregion. (Adaptiert Tillmann 2020, mit freundlicher Genehmigung)

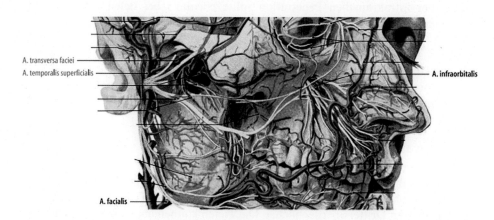

◘ **Abb. 2.5**   Ausschnitt Wange mit Nasolabialfalte und Tränenrinne, Arterien der Gesichtsregion. (Adaptiert nach Tillmann 2020, mit freundlicher Genehmigung)

2.2.1.7 Lippen

Eine Besonderheit im Lippenbereich liegt darin, dass Gefäßverschlüsse teilweise schwer erkennbar sind oder leicht mit einem Hämatom verwechselt werden können. Im Lippenrot lässt sich beispielsweise eine Livedo reticularis, die als typisches Zeichen eines Gefäßverschlusses gilt, nicht erkennen. Ein vaskulärer Verschluss kann aber auch einen von außen nicht sichtbaren Bereich betreffen. Aus diesem Grund sollte eine enorale Kontrolle nach jeder Behandlung dazugehören (▫ Abb. 2.6).

2.2.1.8 Kinn und Jawline

Werden Unterspritzungen am Kinn oder der Jawline durchgeführt, sollte neben dem Foramen mentale, durch das die Arteria, Vena und der Nervus mentalis hindurchtreten, und der Arteria facialis, die durch eine Kerbe des Unterkieferknochens am Vorderrand des Musculus masseter nach kranial zieht, auch an die Arteria submentalis und ihre Anastomose mit der Arteria sublingualis gedacht werden. Zusätzlich ist die Lage der Parotis zu berücksichtigen (▫ Abb. 2.7).

▫ **Abb. 2.6** Ausschnitt Lippen, Arterien der Gesichtsregion. (Adaptiert nach Tillmann 2020, mit freundlicher Genehmigung)

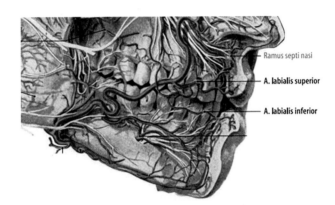

▫ **Abb. 2.7** Ausschnitt Kinn und Jawline, Arterien der Gesichtsregion. (Adaptiert nach Tillmann 2020, mit freundlicher Genehmigung)

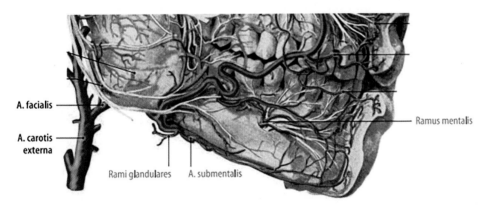

Literatur

Literatur zu Abschn. 2.1

Cassuto D, Delledonne M, Zaccaria G, Illiano I, Giori AM, Bellia G. Safety assessment of high- and low-molecular-weight hyaluronans (Profhilo®) as derived from worldwide postmarketing data. Biomed Res Int. 2020;2020:8159047. Published 2020 Jun 20. https://doi.org/10.1155/2020/8159047.

Literatur zu Abschn. 2.2

Beleznay K, Carruthers JDA, Humphrey S, Carruthers A, Jones D. Update on avoiding and treating blindness from fillers: a recent review of the world literature. Aesthet Surg J. 2019;39(6):662–74. https://doi.org/10.1093/asj/sjz053.

DeLorenzi C. New high dose pulsed hyaluronidase protocol for hyaluronic acid filler vascular adverse events. Aesthet Surg J. 2017;37(7):814–25. https://doi.org/10.1093/asj/sjw251.

Goodman GJ, Magnusson MR, Callan P, Roberts S, Hart S, McDonald CB, Clague M, Rudd A, Bekhor PS, Liew S, Molton M, Wallace K, Corduff N, Arendse S, Manoharan S, Shamban A, Heydenrych I, Bhatia AC, Peng P, Pavicic T, Kapoor KM, Kosenko DE. A consensus on minimizing the risk of hyaluronic acid embolic visual loss and suggestions for immediate bedside management. Aesthet Surg J. 2020;40(9):1009–21. https://doi.org/10.1093/asj/sjz312. PMID: 31693068; PMCID: PMC7427155.

Rohrich RJ, Bartlett EL, Dayan E. Practical approach and safety of hyaluronic acid fillers. Plast Reconstr Surg Glob Open. 2019;7(6):e2172. Published 2019 Jun 14. https://doi.org/10.1097/GOX.0000000000002172

Sito G, Manzoni V, Sommariva R. Vascular complications after facial filler injection: a literature review and meta-analysis. J Clin Aesthet Dermatol. 2019;12(6):E65–E72

Souza Felix Bravo B, De Almeida K, Balassiano L, Roos Mariano Da Rocha C, et al. Delayed-type necrosis after soft-tissue augmentation with hyaluronic acid. J Clin Aesthet Dermatol. 2015;8(12):42–7.

Tillmann BN. Atlas der Anatomie des Menschen. Berlin/Heidelberg: Springer; 2020.

Vasquez RAS, Park K, Braunlich K, Aguilera SB. Prolonged periorbicular edema after injection of hyaluronic acid for Nasojugal Groove correction. J Clin Aesthet Dermatol. 2019;12(9):32–35

Weiterführende Literatur

Weiterführende Literatur zu Abschn. 2.1

Alam M, Dover JS. Management of complications and sequelae with temporary injectable fillers. Plast Reconstr Surg. 2007;120(6 Suppl):98S–105S. https://doi.org/10.1097/01.prs.0000248859.14788.60.

Bailey SH, Cohen JL, Kenkel JM. Etiology, prevention, and treatment of dermal filler complications. Aesthet Surg J. 2011;31(1):110–21. https://doi.org/10.1177/1090820X10391083.

Beleznay K, Carruthers JD, Humphrey S, Jones D. Avoiding and treating blindness from fillers: a review of the world literature. Dermatologic Surg. 2015;41(10):1097–117. https://doi.org/10.1097/DSS.0000000000000486.

Berguiga M, Galatoire O. Tear trough rejuvenation: a safety evaluation of the treatment by a semi-cross-linked hyaluronic acid filler. Orbit. 2017;36(1):22–6. https://doi.org/10.1080/01676830.2017.1279641.

Bogdan Allemann I, Baumann L. Hyaluronic acid gel (Juvéderm) preparations in the treatment of facial wrinkles and folds. Clin Interv Aging. 2008;3(4):629–34. https://doi.org/10.2147/cia.s3118.

Buck DW 2nd, Alam M, Kim JY. Injectable fillers for facial rejuvenation: a review. J Plast Reconstr Aesthet Surg. 2009;62(1):11–8. https://doi.org/10.1016/j.bjps.2008.06.036.

Buhren BA, Schrumpf H, Bölke E, Kammers K, Gerber PA, et al. Eur J Med Res. 2018;23(1):37. Published 2018 Aug 20. https://doi.org/10.1186/s40001-018-0334-9.

Buhren BA, Schrumpf H, Hoff NP, Bölke E, Hilton S, Gerber PA. Hyaluronidase: from clinical applications to molecular and cellular mechanisms. Eur J Med Res. 2016;21:5. Published 2016 Feb 13. https://doi.org/10.1186/s40001-016-0201-5.

Carruthers J, Carruthers A. Hyaluronic acid gel in skin rejuvenation. J Drugs Dermatol. 2006;5(10):959–64.

Carruthers JDA, Fagien S, Rohrich RJ, Weinkle S, Carruthers A. Blindness caused by cosmetic filler injection: a review of cause and therapy. Plast Reconstr Surg. 2014;134(6):1197–201. https://doi.org/10.1097/PRS.0000000000000754.

Cavallini M, Gazzola R, Metalla M, Vaienti L. The role of hyaluronidase in the treatment of complications from hyaluronic acid dermal fillers. Aesthet Surg J. 2013;33(8):1167–74. https://doi.org/10.1177/1090820X13511970.

Cohen JL, Biesman BS, Dayan SH, et al. Treatment of hyaluronic acid filler-induced impending necrosis with hyaluronidase: consensus recommendations. Aesthet Surg J. 2015;35(7):844–9. https://doi.org/10.1093/asj/sjv018.

Comper WD, Laurent TC. Physiological function of connective tissue polysaccharides. Physiol Rev. 1978;58(1):255–315. https://doi.org/10.1152/physrev.1978.58.1.255.

De Boulle K, Heydenrych I. Patient factors influencing dermal filler complications: prevention, assessment, and treatment. Clin Cosmet Investig Dermatol. 2015;8:205–14. Published 2015 Apr 15. https://doi.org/10.2147/CCID.S80446.

DeLorenzi C. Complications of injectable fillers, part 2: vascular complications. Aesthet Surg J. 2014;34(4):584–600. https://doi.org/10.1177/1090820X14525035.

DeLorenzi C. Complications of injectable fillers, part I. Aesthet Surg J. 2013;33(4):561–75. https://doi.org/10.1177/1090820X13484492.

Friedman PM, Mafong EA, Kauvar AN, Geronemus RG. Safety data of injectable nonanimal stabilized hyaluronic acid gel for soft tissue augmentation. Dermatologic Surg. 2002;28(6):491–4. https://doi.org/10.1046/j.1524-4725.2002.01251.x.

Heydenrych I, Kapoor KM, De Boulle K, et al. A 10-point plan for avoiding hyaluronic acid dermal filler-related complications during facial aesthetic procedures and algorithms for management. Clin Cosmet Investig Dermatol. 2018;11:603–11. Published 2018 Nov 23. https://doi.org/10.2147/CCID.S180904.

Iwayama T, Hashikawa K, Osaki T, Yamashiro K, Horita N, Fukumoto T. Ultrasonography-guided Cannula method for hyaluronic acid filler injection with evaluation using laser speckle flowgraphy. Plast Reconstr Surg Glob Open. 2018;6(4):e1776. Published 2018 Apr 20. https://doi.org/10.1097/GOX.0000000000001776.

Juhlin L. Hyaluronan in skin. J Intern Med. 1997;242(1):61–6. https://doi.org/10.1046/j.1365-2796.1997.00175.x.

Kablik J, Monheit GD, Yu L, Chang G, Gershkovich J. Comparative physical properties of hyaluronic acid dermal fillers. Dermatologic Surg. 2009;35(Suppl 1):302–12. https://doi.org/10.1111/j.1524-4725.2008.01046.x.

Kim DW, Yoon ES, Ji YH, Park SH, Lee BI, Dhong ES. Vascular complications of hyaluronic acid fillers and the role of hyaluronidase in management. J Plast Reconstr Aesthet Surg. 2011;64(12):1590–5. https://doi.org/10.1016/j.bjps.2011.07.013.

Loh KT, Chua JJ, Lee HM, et al. Prevention and management of vision loss relating to facial filler injections. Singapore Med J. 2016;57(8):438–43. https://doi.org/10.11622/smedj.2016134.

Mundada P, Kohler R, Boudabbous S, Toutous Trellu L, Platon A, Becker M. Injectable facial fillers: imaging features, complications, and diagnostic pitfalls at MRI and PET CT. Insights Imaging. 2017;8(6):557–72. https://doi.org/10.1007/s13244-017-0575-0.

Narins RS, Brandt F, Leyden J, Lorenc ZP, Rubin M, Smith S. A randomized, double-blind, multicenter comparison of the efficacy and tolerability of Restylane versus Zyplast for the correction of nasolabial folds. Dermatologic Surg. 2003;29(6):588–95. https://doi.org/10.1046/j.1524-4725.2003.29150.x.

Narins RS, Brandt FS, Dayan SH, Hornfeldt CS. Persistence of nasolabial fold correction with a hyaluronic acid dermal filler with retreatment: results of an 18-month extension study. Dermatologic Surg. 2011;37(5):644–50. https://doi.org/10.1111/j.1524-4725.2010.01863.x.

Narins RS, Jewell M, Rubin M, Cohen J, Strobos J. Clinical conference: management of rare events following dermal fillers – focal necrosis and angry red bumps. Dermatologic Surg. 2006;32(3):426–34. https://doi.org/10.1111/j.1524-4725.2006.32086.x.

Ozturk CN, Li Y, Tung R, Parker L, Piliang MP, Zins JE. Complications following injection of soft-tissue fillers. Aesthet Surg J. 2013;33(6):862–77. https://doi.org/10.1177/1090820X13493638.

Papakonstantinou E, Roth M, Karakiulakis G. Hyaluronic acid: a key molecule in skin aging. Dermato-endocrinol. 2012;4(3):253–8. https://doi.org/10.4161/derm.21923.

Prestwich GD, Marecak DM, Marecek JF, Vercruysse KP, Ziebell MR. Controlled chemical modification of hyaluronic acid: synthesis, applications, and biodegradation of hydrazide derivatives. J Control Release. 1998;53(1–3):93–103. https://doi.org/10.1016/s0168-3659(97)00242-3.

Rayess HM, Svider PF, Hanba C, et al. A cross-sectional analysis of adverse events and litigation for injectable fillers. JAMA Facial Plast Surg. 2018;20(3):207–14. https://doi.org/10.1001/jamafacial.2017.1888.

Rohrich RJ, Bartlett EL, Dayan E. Practical approach and safety of hyaluronic acid fillers. Plast Reconstr Surg Glob Open. 2019;7(6):e2172. Published 2019 Jun 14. https://doi.org/10.1097/GOX.0000000000002172.

Rohrich RJ, Ghavami A, Crosby MA. The role of hyaluronic acid fillers (Restylane) in facial cosmetic surgery: review and technical considerations. Plast Reconstr Surg. 2007;120(6 Suppl):41S–54S. https://doi.org/10.1097/01.prs.0000248794.63898.0f.

Signorini M, Liew S, Sundaram H, et al. Global aesthetics consensus: avoidance and management of complications from hyaluronic acid fillers-evidence- and opinion-based review and consensus recommendations. Plast Reconstr Surg. 2016;137(6):961e–71e. https://doi.org/10.1097/PRS.0000000000002184.

Sito G, Manzoni V, Sommariva R. Vascular complications after facial filler injection: a literature review and meta-analysis. J Clin Aesthet Dermatol. 2019;12(6):E65–72.

Snozzi P, van Loghem JAJ. Complication management following rejuvenation procedures with hyaluronic acid fillers-an algorithm-based approach. Plast Reconstr Surg Glob Open. 2018;6(12):e2061. Published 2018 Dec 17. https://doi.org/10.1097/GOX.0000000000002061.

Stern R. Hyaluronan catabolism: a new metabolic pathway. Eur J Cell Biol. 2004;83(7):317–25. https://doi.org/10.1078/0171-9335-00392.

Vasquez RAS, Park K, Braunlich K, Aguilera SB. Prolonged periorbicular edema after injection of hyaluronic acid for Nasojugal Groove correction. J Clin Aesthet Dermatol. 2019;12(9):32–5.

Weiterführende Literatur zu Abschn. 2.2

Ashton MW, Taylor GI, Corlett RJ. The role of anastomotic vessels in controlling tissue viability and defining tissue necrosis with special reference to complications following injection of hyaluronic acid fillers. Plast Reconstr Surg. 2018;141(6):818e–30e. https://doi.org/10.1097/PRS.0000000000004287.

Bailey SH, Cohen JL, Kenkel JM. Etiology, prevention, and treatment of dermal filler complications. Aesthet Surg J. 2011;31(1):110–121. https://doi.org/10.1177/1090820X10391083

Beleznay K, Carruthers JD, Humphrey S, Jones D. Avoiding and treating blindness from fillers: a review of the world literature. Dermatologic Surg. 2015;41(10):1097–1117. https://doi.org/10.1097/DSS.0000000000000486

Carruthers JDA, Fagien S, Rohrich RJ, Weinkle S, Carruthers A. Blindness caused by cosmetic filler injection: a review of cause and therapy. Plast Reconstr Surg. 2014;134(6):1197–1201. https://doi.org/10.1097/PRS.0000000000000754

Cong LY, Phothong W, Lee SH, et al. Topographic analysis of the supratrochlear artery and the supraorbital artery: implication for improving the safety of forehead augmentation. Plast Reconstr Surg. 2017;139(3):620e–7e. https://doi.org/10.1097/PRS.0000000000003060.

De Boulle K, Heydenrych I. Patient factors influencing dermal filler complications: prevention, assessment, and treatment. Clin Cosmet Investig Dermatol. 2015;8:205–214. Published 2015 Apr 15. https://doi.org/10.2147/CCID.S80446

DeLorenzi C. Complications of injectable fillers, part 2: vascular complications. Aesthet Surg J. 2014;34(4):584–600. https://doi.org/10.1177/1090820X14525035

Glaich AS, Cohen JL, Goldberg LH. Injection necrosis of the glabella: protocol for prevention and treatment after use of dermal fillers. Dermatologic Surg. 2006;32(2):276–81. https://doi.org/10.1111/j.1524-4725.2006.32052.x.

Hirsch RJ, Cohen JL, Carruthers JD. Successful management of an unusual presentation of impending necrosis following a hyaluronic acid injection embolus and a proposed algorithm for management with hyaluronidase. Dermatologic Surg. 2007;33(3):357–60. https://doi.org/10.1111/j.1524-4725. 2007.33073.x.

Inoue K, Sato K, Matsumoto D, Gonda K, Yoshimura K. Arterial embolization and skin necrosis of the nasal ala following injection of dermal fillers. Plast Reconstr Surg. 2008;121(3):127e–8e. https://doi.org/10.1097/01.prs.0000300188.82515.7f.

Iwayama T, Hashikawa K, Osaki T, Yamashiro K, Horita N, Fukumoto T. Ultrasonography-guided Cannula method for hyaluronic acid filler injection with evaluation using laser speckle flowgraphy. Plast Reconstr Surg Glob Open. 2018;6(4):e1776. Published 2018 Apr 20. https://doi.org/10.1097/GOX.0000000000001776

Kim DW, Yoon ES, Ji YH, Park SH, Lee BI, Dhong ES. Vascular complications of hyaluronic acid fillers and the role of hyaluronidase in management. J Plast Reconstr Aesthet Surg. 2011;64(12):1590–1595. https://doi.org/10.1016/j.bjps.2011.07.013

Lazzeri D, Agostini T, Figus M, Nardi M, Pantaloni M, Lazzeri S. Blindness following cosmetic injections of the face. Plast Reconstr Surg. 2012;129(4):995–1012. https://doi.org/10.1097/PRS.0b013e3182442363.

Loh KT, Chua JJ, Lee HM, et al.. Prevention and management of vision loss relating to facial filler injections. Singapore Med J. 2016;57(8):438–443. https://doi.org/10.11622/smedj.2016134

Murray G, Convery C, Walker L, Davies E. Guideline for the management of hyaluronic acid filler-induced vascular occlusion. J Clin Aesthet Dermatol. 2021;14(5):E61–9.

Philipp-Dormston WG, Bergfeld D, Sommer BM, et al. Consensus statement on prevention and management of adverse effects following rejuvenation procedures with hyaluronic acid-based fillers. J Eur Acad Dermatol Venereol. 2017;31(7):1088–95. https://doi.org/10.1111/jdv.14295.

Philipp-Dormston WG, Bieler L, Hessenberger M, et al. Intracranial penetration during temporal soft tissue filler injection-is it possible? Dermatologic Surg. 2018;44(1):84–91. https://doi.org/10.1097/DSS.0000000000001260.

Raspaldo H, Gassia V, Niforos FR, Michaud T. Global, 3-dimensional approach to natural rejuvenation: part 1 – recommendations for volume restoration and the periocular area. J Cosmet Dermatol. 2012;11(4):279–89. https://doi.org/10.1111/jocd.12003.

Rayess HM, Svider PF, Hanba C, et al.. A cross-sectional analysis of adverse events and litigation for injectable fillers. JAMA Facial Plast Surg. 2018;20(3):207–214. doi:https://doi.org/10.1001/jamafacial.2017.1888

Rullan PP, Lee KC. Successful management of extreme pain from delayed embolization after hyaluronic acid filler injection. JAAD Case Rep. 2019;5(7):569–71. Published 2019 Jun 26. https://doi.org/10.1016/j.jdcr.2019.04.003.

Sánchez-Carpintero I, Candelas D, Ruiz-Rodríguez R. Materiales de relleno: tipos, indicaciones y complicaciones [Dermal fillers: types, indications, and complications]. Actas Dermosifiliogr. 2010;101(5):381–93. https://doi.org/10.1016/s1578-2190(10)70660-0.

Sclafani AP, Fagien S. Treatment of injectable soft tissue filler complications. Dermatologic Surg. 2009;35(Suppl 2):1672–80. https://doi.org/10.1111/j.1524-4725.2009.01346.x.

Signorini M, Liew S, Sundaram H, et al.. Global aesthetics consensus: avoidance and management of complications from hyaluronic acid fillers-evidence- and opinion-based review and consensus recommendations. Plast Reconstr Surg. 2016;137(6):961e–971e. https://doi.org/10.1097/PRS.0000000000002184

Komplikationsentitäten im Detail

Inhaltsverzeichnis

© Der/die Autor(en), exklusiv lizenziert an Springer-Verlag GmbH, DE,
ein Teil von Springer Nature 2025
K. Hilgers, *Komplikationsmanagement nach Unterspritzungen mit Hyaluronsäure*,
https://doi.org/10.1007/978-3-662-70382-3_3

3.1 Vaskulärer Verschluss

Vaskuläre Verschlüsse sind seltene, aber schwerwiegende Komplikationen nach Unterspritzungen mit einer Hyaluronsäure, die sowohl den arteriellen als auch den venösen Gefäßbereich betreffen können. Unbehandelt können sie zu einer Hautnekrose führen oder sogar den Verlust der Sehfähigkeit verursachen.

Ihre exakte Häufigkeit ist aufgrund der vermutlich hohen Dunkelziffer schwer zu benennen. In der Literatur werden etwa 3–9 vaskuläre Verschlüsse pro 10.000 Hyaluronsäure-Filler-Unterspritzungen angegeben (Ciancio et al. 2018). Aufgrund der steigenden Anzahl an Behandlungen ist zukünftig mit einer höheren Fallzahl zu rechnen.

Die Hauptursache für einen vaskulären Verschluss ist die Injektion von Filler-Material in ein Blutgefäß, was zu einem gestörten Blutfluss und nachfolgend zu einer Ischämie im Versorgungsgebiet führt. Seltener liegt eine Kompression des Blutgefäßes von außen vor. Bei einer intraarteriellen Injektion fließt das Material zunächst mit dem Blutfluss antegrad stromabwärts, bis es durch die Gefäßgröße gestoppt wird und die Arterie blockiert. In Bereichen einer Anastomose zum Stromgebiet der Arteria carotis interna muss aber auch die Möglichkeit eines retrograden Gefäßverschlusses entgegen dem Blutfluss berücksichtigt werden. Wenn hier der intraarterielle Gefäßdruck durch den Injektionsdruck überschritten wird, können sogar retrobulbäre oder intrakranielle Gefäßverschlüsse mit verheerenden Folgen resultieren.

Abhängig von der injizierten Menge, der Versorgungszone des betroffenen Blutgefäßes, der Kollateralisierung und der Gefäßanastomosen können verschieden große Ischämiezonen entstehen, die teilweise weit von der Injektionsstelle entfernt liegen. Bestimmte Gesichtsbereiche wie die Glabella, Nase oder Nasolabialfalte gelten aufgrund ihrer Anatomie als Hochrisikozonen für einen Gefäßverschluss und weisen eine große Anzahl an beobachteten Gefäßverschlüssen auf. Es ist jedoch zu beachten, dass keine absolut sicheren Zonen existieren und jede Injektion ein gewisses Risiko birgt.

■ Symptome

Tritt bei einer Unterspritzung ein arterieller Verschluss auf, zeigen sich meist charakteristische Ischämiesymptome in einer typischen Abfolge, die in der Regel noch während der Behandlung beginnen. Fehlende Ischämiesymptome gelten jedoch nicht als sicheres Ausschlusskriterium, da sie zeitverzögert einsetzen, weniger stark ausfallen oder sogar fehlen können. Mögliche Gründe können ein venöser Verschluss, das Lokalanästhetikum im Produkt, ein später dislozierter Filler oder das Übersehen der Ischämiezeichen sein.

■■ Symptome eines arteriellen Verschlusses

1. Weißliche Verfärbung der Haut („blanching") und überproportional starke Schmerzen:

    Typischerweise manifestiert sich ein arterieller Verschluss initial, größtenteils noch während der Unterspritzung, durch eine weißliche Verfärbung der Haut, auch als Blanching bezeichnet und überproportional starke Schmerzen (Urdiales-Gálvez et al. 2018). Das Vorliegen dieser Symptome macht einen

3

vaskulären Verschluss sehr wahrscheinlich. Ein fehlendes Symptom darf jedoch nicht als Ausschlusskriterium angesehen werden, da das Blanching teilweise nur für wenige Sekunden sichtbar sein oder die Schmerzintensität variieren kann.

2. Verlängerte Rekapillarisationszeit:

Weitere Aufschlüsse kann die Rekapillarisationszeit des Gewebes geben, die sich bei einem Gefäßverschluss in der Regel verlängert. Bei diesem Test wird die Haut für eine Zeit beispielsweise mit einem Instrumentengriff komprimiert und die kapillare Füllungszeit nach dem Lösen des Drucks gemessen. Laut Literatur liegen die Normwerte bei 1–2 s (King et al. 2018). Das Ergebnis sollte aber immer im Vergleich zur gesunden Haut oder zur Gegenseite im Gesicht bewertet werden.

Die Hautfarbe oder -temperatur kann sich bei einem vaskulären Verschluss ebenfalls ändern und wird teilweise als blau-grau-schwarz, dunkler oder kühler beschrieben.

3. Marmorierung der Haut (Livedo reticularis):

Aufgrund des Sauerstoffmangels im Gewebe tritt eine venöse Dilatation auf, die sich klinisch als Marmorierung der Haut manifestiert. Diese Marmorierung, auch Livedo reticularis genannt (übersetzt: bläulich, netzartig), zeigt sich als fleckige, dunkle, rötlich-blaue Hautverfärbung und kann einige Tage bis Wochen anhalten. Sie ist in fast allen Fällen eines Gefäßverschlusses sichtbar (DeLorenzi 2017), kann jedoch durch eine starke Hämatomverfärbung oder im Bereich des Lippenrots nicht erkennbar sein (◘ Abb. 3.1).

4. Bläschen und Krusten:

Persistiert der Sauerstoffmangel, bilden sich nach ca. 3 Tagen Bläschen und Krusten als erstes Zeichen einer Nekrose (DeLorenzi 2017). Aufgrund der Ähnlichkeit dieses Stadiums mit einer Herpes-Infektion ist eine genaue Differenzierung beider Entitäten sehr wichtig (◘ Abb. 3.2).

5. Nekrose:

Im weiteren Verlauf lässt sich ungefähr ab dem 6. Tag ein Fortschreiten der Nekrose erkennen, die sich bis zum Vollbild einer offenen Nekrose entwickeln kann (◘ Abb. 3.3 und 3.4).

6. Defektheilung:

Schließlich beginnt die Defektheilung durch eine sekundäre Wundheilung, die bis zu 6 Wochen oder länger dauern kann (◘ Abb. 3.5 und 3.6).

■■ **Symptome eines venösen Verschlusses**

Im Gegensatz zu einem arteriellen Verschluss liegt einem venösen Verschluss eine Abflussstörung des Blutes zugrunde, die ebenfalls zu einer Nekrose der Haut führen kann. Die initialen Symptome unterscheiden sich teilweise von denen eines arteriellen Verschlusses. Häufig werden die sonst so charakteristischen überproportionalen Schmerzen als weniger stark und dumpfer beschrieben oder fehlen ganz (Urdiales-Gálvez et al. 2018). Typischerweise besteht eine verkürzte Rekapillarisationszeit und eine rötliche, blaue Hautverfärbung als Zeichen der venösen Stauung (King et al. 2018), die sofort oder mit einer Verspätung von bis zu 3–4 h auftritt. Nach einigen Tagen entwickeln sich, ähnlich zum arteriellen Verschluss, aufgrund der verminderten Gewebeperfusion Bläschen und Krusten bis zum Vollbild einer Nekrose.

Abb. 3.1 Farbveränderung im Sinne einer Livedo reticularis in den lateral nasalen, superior labialen und dorsal nasalen arteriellen Bereichen aufgrund einer vaskulären Beeinträchtigung. Aufgenommen innerhalb von 6 h nach einer Unterspritzung der Nasolabialfalte mit Hyaluronsäure. (Aus Koh und Lee 2019, mit freundlicher Genehmigung)

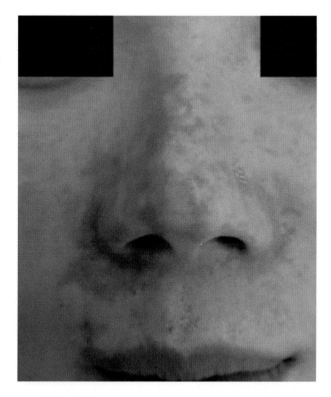

Abb. 3.2 Bläschen und Krusten aufgrund einer vaskulären Beeinträchtigung im Bereich des linken Nasenflügels 3 Tage nach einer Unterspritzung der Nasolabialfalte mit einer Hyaluronsäure. (Aus Koh und Lee 2019, mit freundlicher Genehmigung)

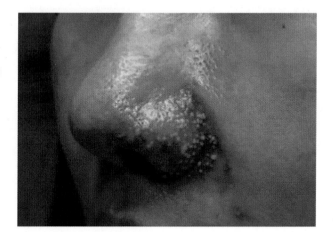

■ Therapie

Die nachfolgenden Informationen bieten einen Überblick über verschiedene Therapieempfehlungen, basierend auf Expertenmeinungen und Konsensberichten. Ihr gemeinsames Ziel ist die Wiederherstellung der Durchblutung durch die Auflösung des Hyaluronsäure-Bolus mittels Hyaluronidase. Im Detail können sich die jeweiligen Empfehlungen jedoch unterscheiden.

3

🔲 **Abb. 3.3** Nekrose im Bereich der lateralen Nase sowie der Nasenspitze mit Krustenbildung und Eschar aufgrund einer vaskulären Beeinträchtigung ca. 1 Woche nach einer auswärtigen Unterspritzung einer 2-malig voroperierten Nase mit Hyaluronsäure. (Das Foto wurde von der Patientin freundlicherweise zur Verfügung gestellt)

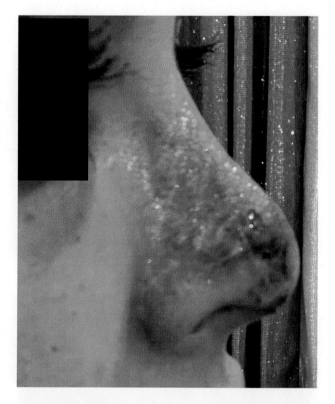

🔲 **Abb. 3.4** Nekrose im Bereich der lateralen Nase sowie der Nasenspitze mit Krustenbildung und Eschar aufgrund einer vaskulären Beeinträchtigung ca. 1,5 Wochen nach einer auswärtigen Unterspritzung einer 2-malig voroperierten Nase mit Hyaluronsäure. (Das Foto wurde von der Patientin freundlicherweise zur Verfügung gestellt)

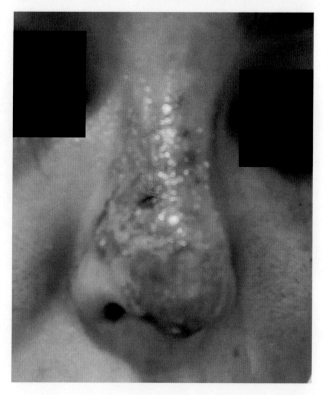

◘ Abb. 3.5 Beginnende Abheilung der Nekrose im Bereich der lateralen Nase sowie der Nasenspitze aufgrund einer vaskulären Beeinträchtigung ca. 2,5 Woche nach einer auswärtigen Unterspritzung einer 2-malig voroperierten Nase mit Hyaluronsäure. (Das Foto wurde von der Patientin freundlicherweise zur Verfügung gestellt)

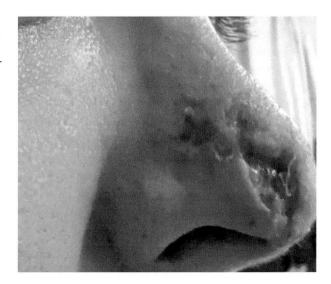

◘ Abb. 3.6 Abgeheilte Nekrose im Bereich der lateralen Nase sowie der Nasenspitze nach einer auswärtigen Unterspritzung einer 2-malig voroperierten Nase mit Hyaluronsäure, aufgenommen ca. 2 Jahre nach dem vaskulären Verschluss

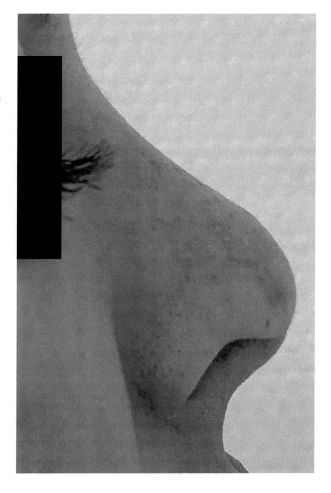

3

■■ **Therapiebeginn**

Um die potenziell irreversiblen Folgen eines vaskulären Verschlusses abzuwenden, ist es essenziell, die Situation sofort zu erkennen, die Injektion zu stoppen und die zielführende Therapie zu beginnen. Dabei sollte die Risikoaufklärung des Patienten nicht vergessen werden, jedoch ohne die Therapie signifikant zu verzögern. Denn es gilt: Je früher mit der Therapie begonnen wird, desto besser sind ihre Erfolgschancen. So können die Folgen in vielen Fällen verhindert oder in ihrer Schwere gemildert werden.

In einem Konsensbericht der Aesthetic Complications Expert Group wird ein unverzüglicher Therapiebeginn (innerhalb der ersten 4 h) empfohlen (King et al. 2018). Ein späterer Therapiebeginn kann die Heilung dennoch teilweise beschleunigen. Innerhalb welcher Zeitspanne die Therapie noch sinnvoll ist, wird jedoch kontrovers diskutiert. Zum Beispiel konnten Studien noch Erfolge bei einem Therapiebeginn nach 48 h oder 72 h nachweisen (DeLorenzi 2017; King et al. 2018).

■■ **Applikation von Hyaluronidase**

In Bezug auf das genaue Vorgehen, die benötigte Menge an Hyaluronidase und die additiv sinnvollen Maßnahmen existiert kein einheitliches Standardprotokoll.

Viele aktuelle Expertenempfehlungen orientieren sich am gepulsten Hochdosis-Hyaluronidase-Protokoll (High Dose Pulsed Hyaluronidase, HDPH) von DeLorenzi (2017), das auf der wiederholten Infiltration hoher Dosen Hyaluronidase beruht. In diesem Protokoll wird das Gesicht in verschiedene Zonen wie die ipsilaterale Oberlippe, Unterlippe, Nase oder Glabella eingeteilt. Geht man von einem Gefäßverschluss mit weniger als 0,1 ml Hyaluronsäure aus, empfiehlt DeLorenzi die Infiltration von 500 Einheiten Hyaluronidase pro betroffener Zone, verteilt über die gesamte Zone inklusive des Gefäßverlaufes. Sind zwei Zonen betroffen, beispielsweise die ipsilaterale Oberlippe und Nase, werden dementsprechend 1000 Einheiten Hyaluronidase in diesen Bereichen verteilt. Die betroffenen Zonen lassen sich durch die verlängerte Rekapillarisationszeit identifizieren. Vaskuläre Verschlüsse mit größeren Volumina als 0,1 ml Hyaluronsäure benötigen tendenziell größere Mengen Hyaluronidase und sind mit einer schlechteren Prognose assoziiert.

In Bezug auf die Applikationsweise scheint die perivaskuläre, diffuse Applikation von Hyaluronidase aufgrund ihrer Fähigkeit in Gefäße zu diffundieren einer ausschließlich intravaskulären Injektion überlegen. So kann ein größtmöglicher Kontakt mit der Hyaluronsäure erzielt werden. Eine intravaskuläre Injektion würde den Kontakt hingegen auf den proximalen Teil des Hyaluronsäure-Embolus beschränken und ist zudem technisch schwer umsetzbar.

Die Applikation der Hyaluronidase sollte mindestens alle 60–90 min wiederholt werden, bis sich die Rekapillarisationszeit normalisiert hat und der Schmerz verschwunden ist. Denn ihre Konzentration wird kontinuierlich durch verschiedene Mechanismen wie die Degradation durch Enzyme, Verdünnung oder Diffusion reduziert.

DeLorenzi berichtet, dass seiner Erfahrung nach meist drei Wiederholungen innerhalb von 3 h ausreichend waren und es bei Anwendung des Protokolls innerhalb der ersten 2 Tagen zu einer kompletten Regeneration ohne Nekrose gekommen sei. Lediglich Hämatome und Reaktionen an den Injektionsstellen aufgrund der wiederholten Nadelinjektionen seien aufgetreten (DeLorenzi 2017).

Von einer Massage nach der Applikation rät er ab, da sich so ein Embolus lösen könne, der ein potenzielles Risiko für einen weiteren Verschluss darstellt. King et al. geben in dem Konsensusbericht der Aesthetic Complications Expert Group hingegen zu Bedenken, dass eine Massage möglicherweise zu einer besseren Diffusion der Hyaluronidase und somit zu einem besseren Kontakt und einer besseren Aufspaltung der Hyaluronsäure beitragen kann (King et al. 2018).

Die stündliche Applikation hoher Dosen Hyaluronidase wird auch von zahlreichen weiteren Experten als Goldstandard in der Therapie eines vaskulären Verschlusses angesehen. Bei der Berechnung der benötigten Dosen existieren jedoch verschiedene Ansätze. Im Gegensatz zu DeLorenzi, der zur Applikation von 500 Einheiten Hyaluronidase pro betroffener Zone rät, orientieren sich andere Berechnungen an den vom vaskulären Verschluss betroffenen Quadratzentimetern (Ciancio et al. 2018) oder an der mutmaßlichen Menge des Fillers im Gefäß.

■■ Zusätzliche Maßnahmen

Neben der Applikation von Hyaluronidase existieren in der Fachliteratur unterschiedliche Empfehlungen zum Einsatz additiv unterstützender Maßnahmen bei einem vaskulären Verschluss. Einige Experten empfehlen die Auflage warmer Kompressen oder die Einnahme einer niedrigen Dosis Acetylsalicylsäure für 7 Tage, obwohl die Evidenz gering und die Wirksamkeit umstritten ist (Snozzi und van Loghem 2018; DeLorenzi 2017). Eine niedrige Dosis Acetylsalicylsäure entspricht beispielsweise 75–100 mg Acetylsalicylsäure pro Tag.

Weitere additive Maßnahmen, von denen einige Experten sogar abraten, umfassen die Verabreichung von niedermolekularem Heparin zur Antikoagulation, die Applikation von 2 % Nitroglycerin-Salbe zur Vasodilatation oder die intravenöse Gabe von Prostaglandinen, Clopidogrel, Sildenafil oder Pentoxifyllin zur Steigerung des Blutflusses. Die topische Applikation von Nitroglycerin-Salbe wird sogar als gefährlich eingeschätzt, da sie den Embolus durch eine Vasodilatation von angrenzenden, nichtverschlossenen, vaskulären Wegen weiter stromabwärts und beispielsweise in Richtung Orbita treiben könne (DeLorenzi 2017). Auch die hyperbare Sauerstofftherapie wird oft aufgrund der Kosten, Risiken und Unannehmlichkeiten für den Patienten als verzichtbar angesehen. Bei einer drohenden massiven Hautnekrose raten andere Experten wiederum dazu, sie in Erwägung zu ziehen (Souza et al. 2015).

Nach der Durchführung von Therapiemaßnahmen sollte der Patient aufgrund möglicher Nebenwirkungen nachbeobachtet werden. Zusätzlich sind tägliche Kontrollen und die Aushändigung eines Patientenmerkblattes mit Hinweisen zum weiteren Verhalten und Alarmsymptomen, bei denen man sich sofort in medizinische Behandlung begeben sollte, sinnvoll.

■■ Nekrose

Sollte eine Nekrose durch die Therapie nicht aufzuhalten sein, ist eine auf den Befund angepasste Wundbehandlung unter regelmäßigen Wundkontrollen erforderlich. Je nach Befund können eine topische bzw. systemische Antibiotikagabe, eine antivirale Medikation oder ein chirurgisches Débridement erforderlich sein.

Therapieempfehlungen bei einem vaskulären Verschluss
- Diagnose des vaskulären Verschlusses stellen
- Einverständnis des Patienten einholen
- Applikation von Hyaluronidase (z. B. DeLorenzi-Schema: 500 Einheiten Hyaluronidase pro Zone) (cave: allergische Reaktion)
- Gegebenenfalls massieren
- Applikation von Wärme
- Wiederholte Applikation von Hyaluronidase mind. alle 60–90 min, abhängig von der Rekapillarisationszeit und den Schmerzen
- Niedrig dosierte Acetylsalicylsäure p.o. für 7 Tage (z. B. 100 mg pro Tag)
- Gegebenenfalls additive Maßnahmen
- Nachbeobachtung
- Patientenmerkblatt aushändigen
- Regelmäßige Nachkontrollen

■ **Prävention**

Die Präventionsmaßnahmen zur Reduktion des Risikos eines vaskulären Verschlusses aus der Fachliteratur umfassen eine Vielzahl unterschiedlicher Expertenempfehlungen und können den Behandler leicht den Überblick verlieren lassen. Daher werden im Folgenden die für die Autorin wichtigsten Ratschläge zusammengefasst.

Die Grundlage der Prävention von Komplikationen bilden sehr gute Kenntnisse der Anatomie und ihrer Gefahrenzonen, die richtige Injektionstechnik, eine sehr gute Patientenanamnese inklusive vorheriger Gesichtsoperationen und Unterspritzungen sowie die Vorbereitung auf die verschiedenen Komplikationen. Notfallmedikamente sollten immer in ausreichender Menge vorhanden sein.

Während der Behandlung sollte auf einen vorsichtigen, geringen Injektionsdruck und eine langsame Injektionsgeschwindigkeit geachtet werden, um im Falle einer vaskulären Injektion eine Überschreitung des arteriellen Druckes zu vermeiden. Kleine Injektionsvolumina (beispielsweise < 0,1 ml pro Weg) weisen ein geringeres Risiko für einen Gefäßverschluss oder eine Gefäßkompression auf und besitzen im Falle einer Komplikation eine bessere Prognose (DeLorenzi 2017).

Eine weitere Risikoreduktion lässt sich durch den Verzicht auf Behandlungen in Bereichen mit Narbengewebe erzielen, da hier möglicherweise eine veränderte Anatomie oder im Gewebe fixierte Gefäße vorliegen. Zusätzlich besteht im Narbengewebe die Gefahr, dass ein künstlicher Leitweg hin zu einem entfernt durchstoßenen Blutgefäß durch den Weg der Nadel entsteht.

Ob eine Aspiration vor der Applikation einer Hyaluronsäure sinnvoll ist, wird von Experten kontrovers diskutiert. Da eine positive Aspiration jedoch zum Abbruch der Injektion führen würde, wird sie trotz fehlender Sicherheit negativer Ergebnisse häufig empfohlen.

In Bezug auf die Frage, ob eine Behandlung mit einer stumpfen Kanüle oder einer spitzen Nadel mehr Sicherheit bietet, herrschen ebenfalls unterschiedliche Ansichten. Einerseits wird argumentiert, dass stumpfe Kanülen das Risiko einer vaskulären Injektion reduzieren, da sie die Chance der initialen Durchbohrung einer Gefäßwand verringern (Loh et al. 2016; Lazzeri et al. 2012) und Gefäße eher umwinden (Souza et al. 2015). Andererseits sind Befürworter scharfer Nadeln der Ansicht, dass diese aufgrund ihrer Schärfe und ihres eher senkrechten Einstichwinkels, im Vergleich zu einer meist tangential eingestochenen, stumpfen Kanüle, besser beide Wände eines punktierten Blutgefäßes durchbrechen können und somit eher kleinere Mengen Hyaluronsäure in das Gefäß gelangen (Signorini et al. 2016). Festzuhalten ist jedoch, dass Gefäßverschlüsse sowohl bei dem Gebrauch stumpfer Kanülen als auch scharfer Nadeln auftreten können. Ein hilfreicher Tipp könnte sein, bei der Behandlung mit einer Kanüle auf ihre Beweglichkeit im Gewebe zu achten, die bei einer intravaskulären Lage eingeschränkter ist.

Wird eine Unterspritzung in der Nähe größerer Arterien durchgeführt, raten einige Experten zum Pinching der Haut (Kneifen und Anheben der Haut) bei der Injektion, um den Abstand zum Gefäß zu vergrößern. Auch der manuelle Verschluss der Foramina mit dem dominanten Finger bei Unterspritzungen im Umfeld soll das Risiko eines Verschlusses verringern (Ciancio et al. 2018).

Da die Früherkennung eines vaskulären Verschlusses und die schnellstmögliche Einleitung einer Therapie für den Erfolg entscheidend sind, wird in der Regel von der Verwendung eines zusätzlichen lokalen Betäubungsmittels aufgrund einer möglichen Verschleierung der Symptome abgeraten. Zudem sollte der Behandler während jeder Unterspritzung aufmerksam arbeiten, auf Symptome wie ein Blanching oder überproportional starke Schmerzen achten und in einem solchen Fall die Injektion umgehend beenden.

Um einen potenziellen Gefäßverschluss möglichst frühzeitig zu erkennen, ist das standardmäßige Testen der Rekapillarisationszeit im Vergleich zur Gegenseite bei jeder Behandlung angeraten.

Maßnahmen zur Prävention eines vaskulären Verschlusses
- Sehr gute Kenntnisse der Anatomie
- Sehr gute Anamnese
- Richtige Injektionstechnik
- Vorbereitung für den Fall einer Komplikation (Notfallmedikamente)
- Geringe Injektionsmenge
- Geringer Injektionsdruck
- Vorsicht bei Narbengewebe
- Gegebenenfalls Aspirieren; aber keine 100-prozentige Sicherheit
- Gegebenenfalls Foramina abdrücken
- Gegebenenfalls Pinching
- Bewegungsfeedback der Kanüle im Gewebe beachten
- Rekapillarisationszeit nach der Behandlung testen
- Komplikationen frühzeitig erkennen
- Nachbeobachtung

3.1.1 Retrobulbärer vaskulärer Verschluss mit Erblindung

Durch die intravaskuläre Injektion eines Hyaluronsäure-Fillers kann in seltenen Fällen ein retrobulbärer Gefäßverschluss ausgelöst werden. Dieser kann zum Verlust der Sehfähigkeit des Patienten führen und zählt somit zu den schwerwiegendsten Komplikationen nach einer Hyaluronsäure-Unterspritzung. Da die Retina nur eine geringe Ischämietoleranz von 60–90 min aufweist und die Behandlung nur selten erfolgreich ist, stellt der retrobulbäre vaskuläre Verschluss einen absoluten Notfall mit ungünstiger Prognose dar. Infolgedessen wird diese Komplikation, trotz geringer Fallzahlen, von vielen Behandlern gefürchtet. Exakte Inzidenzen oder Fallzahlen sind in der Literatur jedoch schwer zu finden. Eine Analyse der zwischen 1993 und 2014 bei der U.S. Food and Drug Administration Manufacturer and User Facility Device Experience gemeldeten Komplikationen nach Unterspritzungen mit Weichteil-Fillern ergab, dass 1,5 % der Komplikationen mit einem Verlust der Sehfähigkeit einhergingen (Tran und Lee 2021). Ein weiterer Literaturreview aus dem Jahre 2015 berichtet von insgesamt 98 Fällen einer Erblindung nach einer Unterspritzung mit Weichteil-Fillern. Das 2019 veröffentlichte Update identifizierte zusätzlich 84 neu publizierte Fälle zwischen 2015 und 2018, von denen 81,3 % auf eine Unterspritzung mit einer Hyaluronsäure zurückzuführen waren (Beleznay et al. 2015, 2019). Die Risikozonen umfassen die Nase (56,3 %), die Glabella (27,1 %), die Stirn (18,8 %) und die Nasolabialfalte (14,6 %) (Beleznay et al. 2019). Zudem können chirurgische Eingriffe wie Rhinoplastiken das Risiko durch eine mögliche Neovaskularisation oder Gewebereorganisation erhöhen.

Die Hauptursache für einen Verlust der Sehfähigkeit im Zusammenhang mit einer Hyaluronsäure-Unterspritzung ist eine durch einen Filler-Embolus verursachte gestörte Blutversorgung der Retina, die nachfolgend zu einer Nekrose führt. Besonders gefährlich ist der Verschluss der Arteria centralis retinae oder ihrer Äste. Dabei wird angenommen, dass der Embolus retrograd, also entgegen dem Blutfluss, in die okuläre Zirkulation der Arteria ophthalmica gelangt, die zum Stromgebiet der Arteria carotis interna gehört.

Mögliche Verbindungen zur Arteria ophthalmica bestehen über ihre fazialen Endäste, wie die Arteria supraorbitalis, Arteria supratrochlearis oder die Arteria dorsalis nasi und ihre Anastomosen mit den Ästen der Arteria facialis wie der Arteria angularis aus dem Stromgebiet der Arteria carotis externa. Diese Verbindungen ermöglichen theoretisch einen retrograden Verschluss der Arteria ophthalmica durch eine Injektion eines Fillers im gesamten Bereich der Arteria facialis. Wenn ein Filler mit einem hohen Injektionsdruck und ausreichendem Volumen in ein solches Blutgefäß injiziert wird, kann sich dieser retrograd entgegen dem Blutfluss bis zur Arteria ophthalmica bewegen. Lässt nun der Injektionsdruck nach, kann der Embolus dem arteriellen Druck folgen und die Arteria centralis retinae verschließen, was einen sofortigen Verlust der Sehfähigkeit zur Folge hätte. Die genaue Lokalisation der Verschlussstelle bestimmt dabei das Ausmaß der Komplikation. Allerdings ist die Minimaldosis Hyaluronsäure, die eine Embolie der retinalen Arterien verursachen kann, unklar.

■ **Symptome**

Der Verlust der Sehfähigkeit gilt als Leitsymptom eines retrobulbären Gefäßverschlusses und tritt in der Regel innerhalb weniger Sekunden nach der Filler-Injektion auf. Begleitend zeigen sich oft starke Schmerzen im betroffenen Auge, die je nach Lokalisation des Verschlusses aber auch fehlen können (Loh et al. 2016). Zusätzlich können neben Kopfschmerzen oder Schmerzen an der Injektionsstelle auch andere Symptome wie beispielsweise eine Ophthalmoplegie (Augenmuskellähmung), eine Blepharoptosis (herabhängendes Lid), ein Strabismus (Schielen), ein Korneaödem (Hornhautödem) oder eine Phthisis bulbi (Verkleinerung des Augapfels) auftreten (Loh et al. 2016; Urdiales-Gálvez et al. 2018).

■ **Therapie**

Bei dem Vergleich aktueller Empfehlungen zur Behandlung eines retrobulbären Gefäßverschlusses mit Erblindung existiert, analog zum vaskulären Verschluss, kein allgemeingültiges Standardvorgehen. Die folgenden Empfehlungen stellen eine Zusammenfassung wichtiger Punkte dar, basierend auf Expertenmeinungen und Konsensempfehlungen.

Wie bereits erwähnt, weist ein Verlust der Sehfähigkeit aufgrund der kurzen Ischämiezeit der Retina von nur 60–90 min und der schwer zugänglichen retrobulbären Gefäßlokalisation eine schlechte Prognose auf. Darüber hinaus gibt es keine Therapie, die eine Erblindung zuverlässig umkehren kann.

Aufgrund des Mangels an augenheilkundlicher Erfahrung vieler Behandler raten Experten dazu, dass die wichtigsten therapeutischen Maßnahmen von einem Spezialisten durchgeführt werden (Heydenrych et al. 2018; King et al. 2018). Der Behandler sollte daher die Injektion umgehend stoppen, Kontakt mit einer ausgewiesenen Augenklinik aufnehmen und die notfallmäßige Verlegung des Patienten einleiten. Um keine wertvolle Zeit zu verlieren, ist es ratsam, eine schnell erreichbare Augenklinik bereits im Vorfeld einer Behandlung ausfindig zu machen.

Während der Wartezeit auf den Weitertransport ist es sinnvoll, die Sehfähigkeit des Patienten zu dokumentieren. Trotz stark limitierter Erfolgsaussichten kann der Behandler die Zeit nutzen und versuchen, die Durchblutung der Retina durch Senkung des intraokularen Drucks und Verdrängung des Embolus in periphere Gefäßäste zu verbessern.

Potenziell drucksenkende Maßnahmen umfassen unter anderem die Lagerung des Patienten auf dem Rücken, das Atmen durch eine Tüte, die okuläre Druckmassage sowie die additive Gabe von Medikamenten. Die okuläre Druckmassage sollte idealerweise bereits während der Vorbereitung der Medikamente begonnen und nach der Medikamentenapplikation bis zum Weitertransport ins Krankenhaus fortgeführt werden. Es ist jedoch festzuhalten, dass die Evidenz für diese Maßnahmen gering ist und nur wenige Fallberichte existieren, die einen Erfolg publiziert haben.

■ ■ **Okuläre Druckmassage**

Eine okuläre Druckmassage kann beispielsweise folgendermaßen aussehen: Ein fester Druck, der den Augapfel etwa 2–3 mm eindrückt, wird auf das geschlossene Auge ausgeübt, für 5–15 s gehalten und anschließend schnell gelöst. Dieser Zyklus sollte für mindestens 5 min wiederholt werden, bevor eine erneute Überprüfung der Sehfähigkeit des Patienten erfolgt (Loh et al. 2016).

▪▪ Additive Medikamente

Zusätzliche Medikamente, die von Experten in einer solchen Situation in Erwägung gezogen werden, umfassen unter anderem die Installation von einem Tropfen Timolol 0,5 % oder die Einnahme von Acetazolamid 500 mg p.o. zur Reduktion des Augeninnendrucks (Urdiales-Gálvez et al. 2018; Park et al. 2012). Teilweise wird Acetylsalicylsäure (z. B. 300 mg p.o.) zur Blutverdünnung eingesetzt (Urdiales-Gálvez et al. 2018). Weitere in der Literatur erwähnte Therapiealternativen wie Diuretika, eine Thrombolyse, die intraarterielle Injektion von Hyaluronidase unter radiologischer Kontrolle oder eine Parazentese der vorderen Kammer (Rohrich et al. 2019) fallen eher in den Behandlungsbereich einer Augenklinik. Ihre Wirksamkeit ist ebenfalls fraglich.

▪▪ Retrobulbäre Injektion von Hyaluronidase

Die retrobulbäre Injektion von Hyaluronidase zielt darauf ab, den Hyaluronsäure-Embolus aufzulösen. Sie beinhaltet die retrobulbäre Applikation von Hyaluronidase durch die inferolaterale Orbita, beispielsweise 2–4 ml Hyaluronidase mit einer Konzentration von 150–200 Einheiten pro ml, mittels Kanüle (Carruthers et al. 2014). Die Effektivität dieses Verfahrens ist jedoch umstritten, da bislang nur wenige Fallberichte existieren, die eine erfolgreiche Wiederherstellung der Sehfähigkeit dokumentieren. Dennoch sehen einige Experten diese Methode als First-Line-Therapie, da sie die einzige Möglichkeit darstellt, Hyaluronidase direkt ins Zielgebiet zu applizieren. Sie empfehlen Ärzten, die darin geschult sind, die retrobulbäre Injektion von Hyaluronidase während der Wartezeit auf den Krankenwagen in Betracht zu ziehen. Ärzte, die mit dieser Methode nicht vertraut sind, sollten sie hingegen den Spezialisten überlassen (King et al. 2018).

▪ Prävention

Die Maßnahmen zur Prävention eines Verlustes der Sehfähigkeit entsprechen im Wesentlichen denjenigen zur Vorbeugung eines vaskulären Verschlusses. Wichtige Aspekte beinhalten umfassende anatomische Kenntnisse, das Vermeiden von Injektionen in Gefahrenzonen, die Anwendung korrekter Injektionstechniken, die Applikation eines niedrigen Injektionsdrucks, das Verwenden geringer Injektionsvolumina und eine gründliche Vorbereitung auf mögliche Notfallsituationen.

3.1.2 Intrakranieller vaskulärer Verschluss mit Apoplex

Bei einer Unterspritzung mit einer Hyaluronsäure kann es durch eine intravaskuläre Injektion in sehr seltenen Fällen zu einem intrakraniellen Gefäßverschluss und einem Apoplex kommen. Analog zum retrobulbären Verschluss liegt eine mögliche Ursache in einem Hyaluronsäure-Embolus, der retrograd durch einen sehr hohen Injektionsdruck in das Stromgebiet der Arteria carotis interna und in diesem Fall weiter in die zerebrale Zirkulation verlagert wurde. Potenzielle Verbindungen zur Arteria carotis interna bestehen beispielsweise über die fazialen Äste der Arteria ophthalmica oder ihre Anastomosen mit den Ästen der Arteria facialis.

■ **Symptome**

Typische Symptome eines Apoplex umfassen eine Bewusstseinseintrübung, eine Halbseitenlähmung oder Lähmung von Gliedmaßen, eine Beteiligung von Hirnnerven (wie Schluckstörung, kloßige Sprache), neuropsychologische Ausfallserscheinungen (wie Aphasie, Alexie, Apraxie, Neglect, kognitive Dysphasien), pathologische Reflexe der Babinski-Gruppe, Kopf- oder Blickwendung (Herdblick), Gesichtsfeldausfälle (Hemianopsie) oder Gedächtnisverlust (Amnesie).

■ **Therapie**

Bei dem Verdacht auf einen Apoplex sollte umgehend eine notfallmäßige Verlegung in ein Krankenhaus mit einer Stroke-Unit eingeleitet und die Notfallbehandlung ohne Verzögerung begonnen werden.

■ **Prävention**

Zur Prävention eines Apoplex können die Maßnahmen zur Vermeidung eines vaskulären Verschlusses (s. ▶ Abschn. 3.1) herangezogen werden.

3.2 Allergische Reaktion

Im klinischen Alltag werden die Begriffe „allergische Reaktion" oder „Hypersensitivitätsreaktion" oft synonym verwendet. Obwohl sie mit einer geschätzten Häufigkeit von 0,05–0,6 % nach Hyaluronsäure-Unterspritzungen relativ selten vorkommen, sollte jeder Behandler auf diese teils schwerwiegenden Komplikationen vorbereitet sein (Philipp-Dormston et al. 2017). Sie können im Rahmen einer Unterspritzung hervorgerufen werden, wenn eine Immunantwort beispielsweise durch den injizierten Filler, seine Bestandteile wie z. B. das Lidocain oder die Injektionstechnik ausgelöst wird. Je nach Produkt kann das allergische Potenzial variieren.

Im Zusammenhang mit einer Hyaluronsäure-Unterspritzung sind hauptsächlich die allergischen Typ-1- und Typ-4-Reaktionen relevant. Während sich die allergische Typ-1-Reaktion, auch als Reaktion vom Soforttyp bekannt, durch einen frühen Beginn innerhalb von einigen Minuten bis Stunden nach der Injektion auszeichnet, tritt die allergische Typ-4-Reaktion mit einem verzögerten Beginn von 1–3 Tagen bis Wochen auf, und wird daher auch als Reaktion vom Spättyp bezeichnet.

Zu den Typ-1-Reaktionen gehören unter anderem die Urtikaria, das Angioödem oder der anaphylaktische Schock. Glücklicherweise treten schwere Reaktionen wie eine Anaphylaxie oder ein schnell progredientes Ödem mit potenzieller Verlegung der Atemwege nur sehr selten auf. Sie stellen jedoch einen lebensbedrohlichen medizinischen Notfall dar, bei dem sofort gehandelt werden muss (siehe Anaphylaxie). Weniger schwere allergische Reaktionen sind hingegen häufig selbstlimitierend und spontan nach einigen Stunden oder Tagen rückläufig (Signorini et al. 2016).

Das allergische Kontaktekzem oder die granulomatöse Reaktion gelten als Vertreter der Typ-4-Reaktion.

3.2.1 Allergische Reaktion vom Soforttyp, Typ-1-Reaktion

Die allergische Typ-1-Reaktion vom Soforttyp tritt üblicherweise innerhalb von einigen Minuten bis Stunden nach der Injektion auf. Sie basiert auf einer durch IgE-Antikörper vermittelten Freisetzung von Mediatoren wie Histamin, Prostaglandinen und Leukotrienen aus basophilen Granulozyten und Mastzellen. Diese Reaktion kann sich nach einer erstmaligen oder wiederholten Filler-Anwendung als Urtikaria (Nesselsucht), Angioödem oder Anaphylaxie äußern. Die Urtikaria bezeichnet eine heterogene Gruppe von Erkrankungen, die ein charakteristisches Reaktionsmuster mit Quaddeln und/oder einem Angioödem aufweisen.

■ Symptome

Mögliche Symptome einer Typ-1-Reaktion sind Juckreiz, Rötungen, Ödeme (lokalisiert oder generalisiert), Schmerzen, Druckempfindlichkeit oder gegebenenfalls die Bildung von Quaddeln (De Boulle und Heydenrych 2015). Als Quaddel wird die oberflächliche Schwellung der Haut unterschiedlicher Größe bezeichnet, die fast immer von einem Erythem umgeben ist und von Juckreiz oder seltener Brennen begleitet wird. In der Regel ist sie innerhalb eines Tages rückläufig. In Abhängigkeit von der individuellen Reaktionsbereitschaft des Patienten kann es im Rahmen einer Anaphylaxie auch zu einer Reaktion des gesamten Organismus kommen (◻ Abb. 3.7).

◻ **Abb. 3.7** Allergische Reaktion vom Soforttyp am Unterarm nach intradermaler Injektion von Hyaluronidase. Diese manifestierte sich wenige Minuten nach der Injektion mit einer Rötung und Juckreiz und war nach ca. 40 min spontan rückläufig

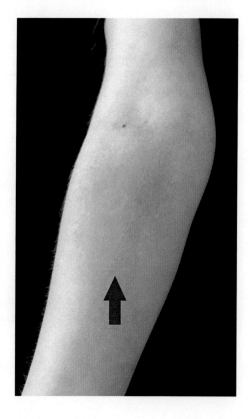

■ Therapie

Bei der Therapieentscheidung einer allergischen Reaktion vom Soforttyp sollten der jeweilige Schweregrad und die verschiedenen Symptome berücksichtigt werden.

Bei einer schweren Reaktion, einem schnell progredienten Ödem oder einer Anaphylaxie, sollte die entsprechende Notfallbehandlung eingeleitet und der Rettungsdienst alarmiert werden. Dabei hat die Sicherung der Atemwege oberste Priorität (siehe Anaphylaxie). Die Vitalzeichen sollten möglichst früh kontrolliert und Reanimationsmaßnahmen bereitgehalten werden. Um adäquat reagieren zu können, sollten die spezifischen Notfallmedikamente in jeder Praxis stets vorgehalten werden.

Eine akut Histamin-vermittelte Urtikaria ist meist selbstlimitierend. Um den Rückgang des lokalisierten Ödems zu beschleunigen oder den Juckreiz zu mildern, können kalte Kompressen und H1-Rezeptor-Antagonisten eingesetzt werden.

Laut der AWMF-Leitlinie zur Klassifikation, Diagnostik und Therapie der Urtikaria sind H1-Antihistaminika der 2. Generation wie z. B. Bilastin, Cetirizin, Desloratadin, Ebastin, Fexofenadin, Levocetirizin, Loratadin und Rupatadin als Therapie der ersten Wahl für alle Arten von Urtikaria zu verwenden (Zuberbier et al. 2022). Eine zusätzliche Option bieten orale Glukokortikoide. Es sollte jedoch bedacht werden, dass meist Dosen zwischen 20 und 50 mg eines Prednisolonäquivalents pro Tag erforderlich sind, die langfristig zu Nebenwirkungen führen. Deshalb sollten sie nur bei einer akuten und nicht chronischen Urtikaria und nur bis maximal 10 Tage eingesetzt werden. H2-Rezeptor-Antagonisten können je nach klinischem Kontext mehr oder weniger wertvoll sein (Zuberbier et al. 2022).

Bei der Überlegung, das Allergen mit Hyaluronidase zu entfernen, sollte bedacht werden, dass es dabei zu einem Anstieg des Allergens und initial zu einer Symptomverschlechterung kommen kann. Die vorherige Einnahme von Antihistaminika oder oralen Glukokortikoiden kann diese Reaktion möglicherweise abschwächen (King et al. 2018).

Eine engmaschige Befundkontrolle ist bei einer allergischen Reaktion in jedem Fall angeraten.

3.2.1.1 Anaphylaxie und anaphylaktischer Schock

In seltenen Fällen können Hypersensitivitätsreaktionen so schwerwiegend sein, dass sie zu einer lebensbedrohlichen Anaphylaxie und sogar einem anaphylaktischen Schock führen. Die Begriffe Anaphylaxie oder anaphylaktische Reaktion bezeichnen akute allergische Reaktionen, die den ganzen Organismus betreffen können. Ihr Schweregrad kann stark variieren, von lokal begrenzten Hautreaktionen mit einer Rötung, Quaddelbildung oder Juckreiz über unspezifische Allgemeinreaktionen mit Übelkeit, Kreislaufbeschwerden (wie z. B. Blutdruckabfall, Herzrasen), trockenem Mund oder Zungenbrennen, bis hin zu schwerer Atemnot und einem Atem- und Kreislaufstillstand.

Veränderungen der Vitalwerte oder ein generalisiertes Ödem deuten auf eine gefährliche Anaphylaxie hin, bei der das Notfallmanagement unverzüglich eingeleitet werden sollte. Dies gilt auch für ein progredientes Angioödem, das aufgrund der drohenden Atemwegsverlegung zu einem medizinischen Notfall werden kann. Obwohl anaphylaktische Reaktionen nach Filler-Unterspritzungen selten auftreten, ist es von entscheidender Bedeutung, dass die Situation sofort erkannt wird und die richtige Therapie ohne Verzögerung eingeleitet wird.

3

■ **Therapie**

Bei einer anaphylaktischen Reaktion ist eine zeitnahe und an die Symptome angepasste Therapie entscheidend. Jede Behandlungspraxis sollte daher mit einer Notfallausrüstung ausgestattet und im Notfallmanagement geschult sein.

Für das Notfallmanagement der Anaphylaxie existiert beispielsweise die Leitlinie der AWMF: Akuttherapie und Management der Anaphylaxie 2021 (Ring et al. 2014, 2021). Das Notfallmanagement umfasst nach Anforderung zusätzlicher Hilfe (Notarzt), die Anamnese und Basisuntersuchung des Patienten, zur Einschätzung des Grades der Bedrohlichkeit und zur Identifikation des Leitsymptoms der Anaphylaxie. Dazu gehören die Kontrolle der Atmung, die Beurteilung von Vitalwerten wie Puls und Blutdruck, gegebenenfalls eine Auskultation, das Erfragen weiterer Beschwerden wie Übelkeit, Kopfschmerzen, Sehstörung, Pruritus, thorakales Druckgefühl sowie die Inspektion leicht einsehbarer Haut- und Schleimhautareale. Die weitere Therapie richtet sich nach der Art und dem Schweregrad der Symptome und umfasst bei Bedarf eine kardiopulmonale Reanimation. Bei einer schweren anaphylaktischen Reaktion wird ein i.v.-Zugang benötigt und Notfallmedikamente wie Adrenalin, Antihistaminika und Glukokortikoide sollten bereitgehalten werden.

Im Falle eines Kreislaufstillstands sollte sofort mit der kardiopulmonalen Reanimation begonnen und ein automatischer Defibrillator angelegt werden. Adrenalin gilt als Therapeutikum der ersten Wahl, das in der Praxis von Ärzten, die nicht in der Notfalltherapie erfahren sind, vorzugsweise intramuskulär verabreicht wird. Zusätzlich wird die Gabe von Sauerstoff empfohlen. Bei einer bronchialen Obstruktion sind inhalatorische Bronchodilatatoren (Dosierung siehe Leitlinie: z. B. 2–4 Hübe Salbutamol oder Terbutalin) angezeigt. Ist eine Hautmanifestation führend, empfiehlt die AWMF-Leitlinie die Infusion einer kristalloiden Infusionslösung und die Applikation von antiallergischen Arzneimitteln wie Dimetinden (Dosierung siehe Leitlinie: > 60 kg: 1–2 Ampullen Dimetinden = 4–8 ml i.v.) und Glukokortikoiden (Dosierung siehe Leitlinie: Prednisolon 500–1000 mg i.v.) über den intravenösen Zugang (Ring et al. 2014, 2021). In schweren Fällen sollte die weitere Behandlung und Überwachung in einem Krankenhaus erfolgen. Einige Experten empfehlen eine weitere Prophylaxe mit oralen Glukokortikoiden, um einer Spätphase-Reaktion vorzubeugen, die bis zu 36 h nach dem initialen Ereignis auftreten kann (De Boulle und Heydenrych 2015).

3.2.1.2 Angioödem

Das Angioödem, auch Quincke-Ödem oder angioneurotisches Ödem genannt, bezeichnet laut AWMF-Leitlinie zur Klassifikation, Diagnostik und Therapie der Urtikaria eine schnell auftretende, ausgeprägte, erythematöse oder hautfarbene, tiefe Schwellung in der unteren Dermis und Subkutis oder Schleimhaut (Zuberbier et al. 2022). Es kann in der Ausprägung variieren und von einem lokalisierten oder generalisierten Ödem bis hin zu einer Anaphylaxie mit Gefährdung der Atemwege reichen. Bevorzugt tritt es im Bereich der Lippen, des Mundes, des Kehlkopfes oder der Gesichtshaut auf. Typischerweise entwickeln sich Angioödeme innerhalb von Stunden nach der Injektion und bilden sich in den folgenden Tagen zurück. Im Gegensatz zu Quaddeln verläuft die Rückbildung eher langsam und kann bis zu 72 h dauern. Bei schweren Ausprägungen ist sogar eine Dauer über Wochen möglich (Urdiales-Gálvez et al. 2018).

◨ Abb. 3.8 Lokalisiertes Angioödem der Oberlippe nach einer Unterspritzung der Lippen mit Hyaluronsäure ohne enorale Beteiligung. Die Reaktion manifestierte sich innerhalb weniger Stunden nach der Behandlung und war unter der Gabe von oralen Antihistaminika innerhalb von 2 Tagen komplett rückläufig

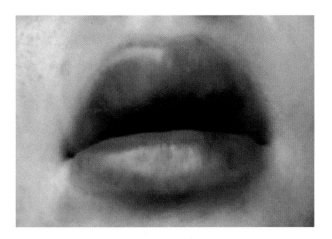

Charakteristische Symptome sind Kribbeln, Brennen und ein Spannungsgefühl, manchmal begleitet von Schmerzen, jedoch selten von Juckreiz.

Als Auslöser kommen allergische Reaktionen, genetische Varianten, Reaktionen auf Medikamente oder ein idiopathischer Typ infrage. Generell wird zwischen dem häufigeren Histamin-vermittelten Angioödem (z. B. allergisch oder Urtikaria assoziiert) und dem Bradykinin-vermittelten Angioödem (z. B. hereditär oder medikamenteninduziert) unterschieden (Hahn et al. 2017).

Experten vermuten, dass das Injektionstrauma bei einer Unterspritzung als Trigger eines Angioödems wirken kann (Snozzi und van Loghem 2018).

■ Therapie

Die Therapie eines Angioödems orientiert sich an der Ursache und dem Schweregrad der Symptome. Bei einer Anaphylaxie mit Gefährdung der Atemwege hat die Notfallbehandlung, inklusive schnellstmöglicher Benachrichtigung des Notarztes und der Sicherung der Atemwege, oberste Priorität.

Bei einem Histamin-vermittelten Angioödem sind Antihistaminika und Glukokortikoide häufig wirksam. Ist die Genese unbekannt, können diese Medikamente jedoch ebenfalls in Erwägung gezogen werden, da das Histamin-vermittelte Angioödem deutlich häufiger auftritt.

Vasokonstriktorische Maßnahmen, wie etwa die Auflage kalter Kompressen, können unterstützend wirken. Aufgrund des unterschiedlich guten Ansprechens auf Medikamente sollte auch die Beratung und Therapie durch einen Spezialisten erwogen werden, um eine optimale Behandlung zu gewährleisten (◨ Abb. 3.8).

3.2.2 Allergische Reaktion vom Spättyp, Typ-4-Reaktion

Die allergische Typ-4-Reaktion vom Spättyp tritt üblicherweise mit einer Verzögerung von etwa 1–3 Tagen bis zu einigen Wochen nach der Injektion auf und kann viele Monate persistieren. Im Gegensatz zur Reaktion vom Soforttyp wird sie durch T-Lymphozyten vermittelt, die eine Entzündungsreaktion initiieren. Das allergische Kontaktekzem gilt als Prototyp der Typ-4-Reaktionen und kann z. B. durch

Latexhandschuhe ausgelöst werden. Bei Unterspritzungen mit Hyaluronsäure-Fillern sind jedoch eher verzögerte Hypersensitivitätsreaktionen relevant, die sich als feste, schmerzhafte, erythematöse Schwellung oder Knötchen manifestieren und ebenfalls auf eine von T-Lymphozyten vermittelte Reaktion zurückzuführen sind (Rowland-Warmann 2021). Der genaue Entstehungsmechanismus ist bislang nicht im Detail verstanden. Zu den potenziellen Auslösern zählen die Zusammensetzung des injizierten Produktes, die Injektionstechnik, das injizierte Volumen, wiederholte Behandlungen, intramuskuläre Injektionen sowie die individuellen Voraussetzungen des Patienten. Es wird vermutet, dass eine solche Reaktion auch durch Trigger wie eine erkältungsähnliche Erkrankung oder eine Impfung angestoßen werden kann. Hinsichtlich des allergischen Potenzials eines Produkts scheinen eine größere Anzahl von Quervernetzungen (Bitterman-Deutsch et al. 2015) und Hyaluronsäure-Ketten mit einem niedrigen Molekulargewicht nachteilig zu sein (Jiang et al. 2011). Ob ein Zusammenhang zwischen einer immunologischen Typ-4-Reaktion und der Entstehung eines Fremdkörpergranuloms besteht, wird in der Fachliteratur kontrovers diskutiert und von einigen Experten bezweifelt.

■ **Symptome**

Verzögerte Hypersensitivitätsreaktionen können sich nach einer Unterspritzung mit einem Hyaluronsäure-Filler als feste, schmerzhafte, erythematöse Schwellung oder Knötchen präsentieren und nach etwa einem Tag, nach Wochen oder auch noch nach Monaten auftreten (De Boulle und Heydenrych 2015). Oft sind sie selbstlimitierend, können jedoch auch in Form von späten Knötchen persistieren (siehe späte Knötchen).

Symptome wie Quaddeln, Schwellungen, Rötungen, Brennen, eine Schuppung der Haut oder Juckreiz können auf ein allergisches Kontaktekzem hindeuten (◻ Abb. 3.9 und 3.10).

■ **Therapie**

Die Therapie einer Typ-4-Reaktion richtet sich nach dem Befund und der Ausprägung der Symptome. Generell zählt die Expositionsvermeidung zu den wichtigsten therapeutischen Schritten. Bei einem akuten allergischen Kontaktekzem sind darüber hinaus topische Glukokortikoide das Mittel der ersten Wahl (Brasch et al. 2014).

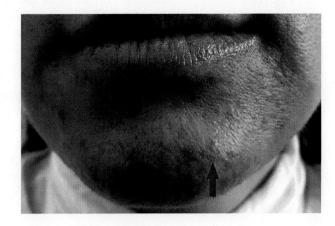

◻ **Abb. 3.9** Allergische Reaktion vom Spättyp nach einer Unterspritzung mit Hyaluronsäure am Kinn. Die Reaktion manifestierte sich ca. 1–2 Tage nach der Behandlung mit einer leichten Rötung und Schwellung. Die Symptome waren unter der Gabe von oralen Glukokortikoiden komplett rückläufig

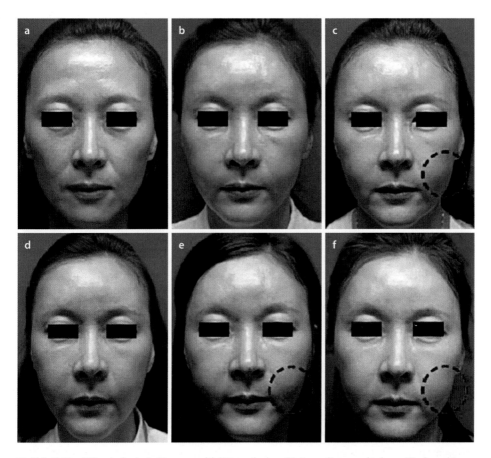

◻ Abb. 3.10   Filler-induzierte Hypersensitivität nach einer Unterspritzung mit einem Hyaluronsäure-Filler. **a** Vor der Injektion. **b** 12 Tage nach der Injektion der Wange, Nasojugalfalte, Nasolabialfalte, Stirn und Schläfe. **c** Schwellung der linken Wange 14 Tage nach der Injektion. **d** Symptome haben 18 Tage nach der Injektion nachgelassen. **e** Repetitive Schwellung 25 Tage nach der Injektion. **f** Repetitive Schwellung 71 Tage nach der Injektion. (Aus Koh und Lee 2019, mit freundlicher Genehmigung)

Die oben beschriebenen verspäteten Hypersensitivitätsreaktionen nach einer Unterspritzung mit einer Hyaluronsäure sind häufig selbstlimitierend. Kühle Kompressen können unterstützend eingesetzt werden. Bei ausgeprägten Reaktionen oder fehlender Besserung stellen orale Glukokortikoide (z. B. 30–60 mg Prednisolon/Tag) eine zusätzliche Option dar, die jedoch nur für kurze Zeit und nur nach Ausschluss eines Infektes oder eines Biofilms eingesetzt werden sollten (Signorini et al. 2016). Je nach Einnahmedauer müssen die Glukokortikoide ausgeschlichen werden. Antihistaminika scheinen bei verspäteten Hypersensitivitätsreaktionen weniger wirksam zu sein (Bhojani-Lynch 2017).

Um ein Rezidiv zu vermeiden, empfehlen einige Experten die Injektion von Hyaluronidase nach Abklingen der akuten Symptome (Snozzi und van Loghem 2018). Es sollte jedoch bedacht werden, dass dies zu einer Erhöhung der Hyaluronsäure bzw. des Allergens führen und eine stärkere Reaktion auslösen kann. Sobald der Fremdkörper jedoch zerstört ist, sind auch hartnäckige Reaktionen in der Regel selbstlimitierend.

3

■ Prävention

Glücklicherweise sind allergische Reaktionen nach einer Unterspritzung mit einer Hyaluronsäure sehr selten, doch ein gewisses Restrisiko bleibt. Um dieses Risiko weiter zu reduzieren, sollte eine potenziell höhere allergische Reaktionsbereitschaft des Patienten im Rahmen der Anamnese eruiert werden. Bei Verwendung eines Lidocainhaltigen Fillers sollte eine vorherige allergische Reaktion im Zusammenhang mit einer lokalen Betäubung, z. B. bei einer Zahnbehandlung, explizit eruiert werden. Zusätzlich können eine schonende Injektionstechnik, ein Produkt mit wenigen Quervernetzungen und kleine Injektionsvolumina präventiv wirken.

3.2.2.1 Getriggerte inflammatorische Reaktion

Inflammatorische Reaktionen können nach Hyaluronsäure-Unterspritzungen auch durch Trigger wie z. B. eine Impfung oder eine erkältungsähnliche Erkrankung hervorgerufen werden. Insbesondere im Zusammenhang mit den Covid-19-Impfungen wurde vermehrt über Fälle von verzögerten inflammatorischen Reaktionen berichtet, obwohl es sich insgesamt um eine seltene Reaktion handelt.

■ Symptome

Die inflammatorischen Symptome treten typischerweise in zeitlichem Zusammenhang mit einem Trigger auf und können sich als Schwellung, Rötung, Entfärbung, Induration, Druckempfindlichkeit oder schmerzhaftes Knötchen im zuvor behandelten Bereich äußern (Michon 2021) (◘ Abb. 3.11).

■ Therapie

In vielen Fällen sind die Symptome spontan rückläufig und benötigen keine weitere Behandlung. Insbesondere bei milden Reaktionen oder bei geringen Schmerzen ist häufig ein abwartendes Verhalten unter regelmäßiger Kontrolle ausreichend (Alijotas-Reig et al. 2013). Die Auflage kühler Kompressen kann unterstützend wirken.

Bei stärkeren Reaktionen oder fehlender Besserung bieten orale Glukokortikoide (z. B. Prednisolon 20–90 mg/Tag) oder gegebenenfalls Antihistaminika (z. B. Cetirizin 10 mg/Tag) weitere Optionen (s. in ▶ Abschn. 3.2.2 zur Therapie der allergischen Reaktion vom Spättyp). Bezüglich der Effektivität oraler Antihistaminika gehen die Meinungen jedoch auseinander. Die ASAPS (American Society for Aesthetic Plastic Surgery) berichtete 2021, dass alle Fälle von Gesichtsschwellungen nach einer Covid-19-Impfung selbstlimitierend waren und sich unter oralen Antihistaminika oder oralen Glukokortikoiden zurückgebildet hätten. Wichtig ist jedoch, dass eine Infektion ausgeschlossen wurde. Äußert sich die Reaktion als spätes inflammatorisches Knötchen, kann man sich an den zugehörigen Therapieoptionen orientieren.

■ Prophylaxe

Um getriggerten inflammatorischen Reaktionen nach Hyaluronsäure-Behandlungen vorzubeugen, sollte zwischen einer Impfung oder Infektion und der Behandlung ein gewisser zeitlicher Abstand eingehalten werden. Die Empfehlungen variieren dabei zwischen 2–6 Wochen.

◘ Abb. 3.11 Getriggerte allergische Reaktion nach einer Unterspritzung mit Hyaluronsäure im Bereich des mentolabialen Dreiecks. Die Reaktion manifestierte sich 18 Tage nach der Behandlung als feste, schmerzhafte, erythematöse ca. 1 Eurostück großen Schwellung, kurz nach einem viralen Infekt der Patientin. Die Symptome waren unter Gabe von oralen Glukokortikoiden innerhalb weniger Tage komplett rückläufig

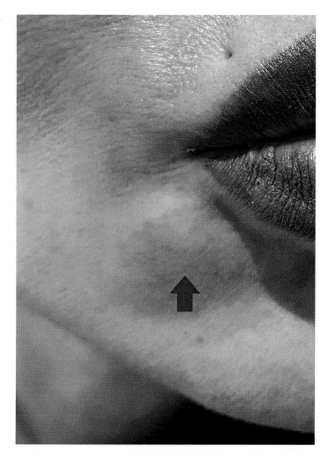

3.3 Schwellung

3.3.1 Transiente postinterventionelle Schwellung

Unmittelbar nach einer Unterspritzung sind transiente Schwellungen durch das Injektionstrauma, die hygroskopischen Eigenschaften des Fillers (Wasserbindungsfähigkeit) oder ein Hämatom normal und können theoretisch bei jedem Produkt oder in jeder Region auftreten. Am häufigsten sind jedoch die Lippen oder der periorbitale Bereich betroffen. In der Regel erreichen Schwellungen 48 h nach der Behandlung ihren Höhepunkt und klingen innerhalb einer Woche spontan ab (Funt und Pavicic 2015). Verschiedene Faktoren wie das Injektionsvolumen, die Injektionstechnik, die Injektionsregion, die Produkteigenschaften und patientenspezifische Faktoren können die Ausprägung der Schwellung beeinflussen.

■ **Therapie**

Häufig sind postinterventionelle Schwellungen transient und nicht behandlungsbedürftig. Dennoch sollte der Patient sportliche Aktivitäten für 24–48 h beziehungsweise bis zum Abklingen der Schwellung vermeiden. Um die Rückbildung zu unter-

3

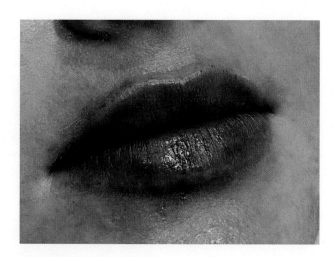

◘ Abb. 3.12 Transiente post-interventionelle Schwellung nach einer Unterspritzung der Lippen mit Hyaluronsäure. Diese zeigte sich nach einem Schwellungshöhepunkt nach 2 Tagen spontan rückläufig

stützen, können kalte Kompressen unterstützend wirken. Sollte sich innerhalb der nächsten Tage keine Besserung zeigen, bieten Bromelain, Heparin-Salben oder eine Vitamin-K-Creme weitere Therapiemöglichkeiten. Je nach Ausprägung der Schwellung können auch nichtsteroidale Antirheumatika oder orale Glukokortikoide in Erwägung gezogen werden (Urdiales-Gálvez et al. 2018).

Falls die Ursache der Schwellung in einer Filler-Migration oder in einer Überkorrektur durch die Injektion einer zu großen Menge Hyaluronsäure liegt, könnte auch der Einsatz von Hyaluronidase in Betracht gezogen werden (s. ► Abschn. 3.3.2) (◘ Abb. 3.12).

3.3.2 Schwellung aufgrund einer Überkorrektur

Die Ursache einer Überkorrektur liegt meist in der Applikation zu großer Volumina. Der hygroskopische Effekt der Hyaluronsäure, also ihre Fähigkeit zur Wasserbindung, kann ebenfalls dazu beitragen und sollte vor einer Unterspritzung berücksichtigt werden. Dieser Effekt kann von Produkt zu Produkt variieren. Im Gegensatz zu einem inflammatorischen Knötchen zeigt eine Überkorrektur keine Entzündungszeichen und hält im Vergleich zu einer transienten postinterventionellen Schwellung länger an, wodurch sie sich größtenteils innerhalb der 1.–3. Woche nach der Behandlung unterscheiden lässt (◘ Abb. 3.13).

■ **Therapie**
Je nach Ausprägung der Schwellung und Leidensdruck des Patienten kann ein konservatives Vorgehen ausreichen. Ein geringer Volumenüberschuss kann in vielen Fällen durch eine gezielte Massage erfolgreich behandelt werden. Kleine oberflächliche Produktansammlungen lassen sich meist gut nach einer sterilen Punktion mit einer Nadel exprimieren. Eine weitere Option ist die lokale Injektion von Hyaluronidase. Um dabei eine Dellenbildung durch die Auflösung von zu viel Produkt zu vermeiden, sollte die Dosis der Hyaluronidase vorsichtig titriert werden.

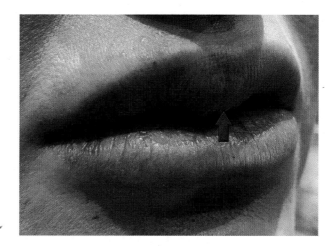

□ Abb. 3.13 Persistierende Schwellung im Bereich der Oberlippe nach einer auswärtigen Unterspritzung mit Hyaluronsäure, aufgenommen ca. 6 Monate nach der Behandlung. Durch die Injektion von Hyaluronidase konnte die überschüssige Hyaluronsäure aufgelöst werden und die Schwellung war rückläufig

3.3.3 Schwellung aufgrund einer allergischen Reaktion vom Soforttyp

Ödeme können im Rahmen einer allergischen Reaktion vom Soforttyp durch eine IgE-vermittelte Antikörperreaktion auf Filler-Bestandteile (s. ▶ Abschn. 3.2) oder durch die direkte Freisetzung von Histamin, beispielsweise bei einer physikalischen Urtikaria, entstehen. Mögliche Begleiterscheinungen sind ein Erythem, Juckreiz, Schmerzen, Druckempfindlichkeit, Ausschlag, Induration oder Quaddeln (De Boulle und Heydenrych 2015).

Als Urtikaria wird eine heterogene Gruppe von Erkrankungen bezeichnet, die Quaddeln und/oder ein Angioödem aufweisen (Zuberbier et al. 2022). Typische Merkmale einer Quaddel sind eine von einem Erythem umgebende oberflächliche Schwellung der Haut unterschiedlicher Größe, Juckreiz oder seltener Brennen und eine Flüchtigkeit des Erscheinungsbildes innerhalb von 1–23 h.

Die physikalische Urtikaria beschreibt eine Unterform der Urtikaria, bei der physikalische Reize wie Kälte, Druck oder Reibung eine Rolle spielen. Abhängig von der individuellen Reaktionsbereitschaft des Patienten kann es zu schwereren Reaktionen wie einem generalisierten Ödem, einem Angioödem, einer Anaphylaxie oder sogar einem anaphylaktischen Schock kommen.

Das Angioödem, das auch als Quincke-Ödem oder angioneurotisches Ödem bekannt ist, bezeichnet eine plötzlich auftretende, unscharf begrenzte, prallelastische Schwellung der tieferen Dermis und Subkutis, die bevorzugt im Bereich der Lippen, Mund, Kehlkopf und der Gesichtshaut auftritt. Häufig sind die Schleimhäute beteiligt. Charakteristische Symptome umfassen Kribbeln, Brennen und Spannungsgefühle, die manchmal von Schmerzen, aber nur selten von Juckreiz begleitet werden (Zuberbier et al. 2022). In der Regel tritt ein Angioödem innerhalb von Stunden nach der Injektion auf und ist innerhalb der nächsten Tage rückläufig. Bei einer schweren Ausprägung kann es aber auch über Wochen persistieren.

3

■ **Therapie**

Die Therapie richtet sich nach der Schwere und Ursache. Bei einer schweren allergischen Reaktion, einem schweren Angioödem oder einer Anaphylaxie hat die Notfallbehandlung inklusive Sicherung der Atemwege oberste Priorität (s. ▶ Abschn. 3.2.1). In diesem Fall ist die sofortige Verlegung ins Krankenhaus angezeigt.

Eine akut Histamin-vermittelte Urtikaria ist meist selbstlimitierend. Bei fehlender Besserung spricht sie in der Regel gut auf H1-Antihistaminika (z. B. Levocetirizin) an. Zusätzliche Optionen bieten Glukokortikoide oder gegebenenfalls H2-Antihistaminika (z. B. Ranitidin).

Handelt es sich um ein lokalisiertes Angioödem oder wird die Schwellung von Juckreiz begleitet, können oft kalte Kompresse, Antihistaminika oder orale Glukokortikoide helfen.

3.3.4 Schwellung aufgrund eines malaren Ödems

Das malare Ödem beschreibt eine langanhaltende Schwellung im periorbitalen Bereich, die noch Tage oder Monate nach einer Injektion mit einer Hyaluronsäure auftreten kann. Es lässt sich am häufigsten nach Unterspritzungen im Bereich der Tränenrinne beobachten, da der empfindliche Lymphabfluss leicht durch zu große Injektionsvolumina, ungeeignete Produkte oder zu oberflächliche Injektionen gestört werden kann. Wie viel Volumen dabei zu viel ist, kann von Patient zu Patient variieren. Besonders gefährdet sind jedoch Patienten mit einem bereits existierenden periorbitalen Ödem oder einem gestörten Lymphabfluss (◘ Abb. 3.14).

■ **Therapie**

Bei der Auswahl der therapeutischen Maßnahmen eines malaren Ödems sollte die Ausprägung und der Leidensdrucks des Patienten berücksichtigt werden. Die Basis stellt die Verbesserung des Lymphabflusses dar. Liegt ein weniger stark ausgeprägtes Ödem vor, können die Auflage kalter Kompressen bei aufrechter Kopfposition des Patienten sowie eine manuelle Druckmassage oder Lymphdrainage ausreichend sein. Bei fehlender Besserung oder starkem Leidensdruck bietet die Applikation von Hyaluronidase eine Möglichkeit, den Überschuss an Hyaluronsäure zu reduzieren und so einen besseren Lymphabfluss zu generieren. Der Patient sollte jedoch darüber aufgeklärt werden, dass es dabei zu einer erneuten Vertiefung der Tränenrinne kommen

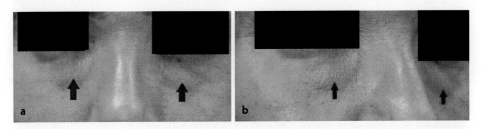

◘ **Abb. 3.14** Malares Ödem mit Tyndall-Effekt und Produktüberschuss nach einer auswärtigen Unterspritzung der Tränenrinne mit Hyaluronsäure, aufgenommen ca. 1 Jahr nach der Behandlung. **a** Frontalansicht. **b** Dreiviertelansicht. Das Ödem und die Schwellung bildeten sich nach der Injektion von Hyaluronidase zurück

kann. Experten empfehlen, mit kleinen Hyaluronidase-Dosen zu beginnen und die Dosis bis zum gewünschten Ergebnis zu titrieren (Buhren et al. 2016). Eine Applikation der Hyaluronidase kurz nach dem Auftreten des Ödems, also innerhalb weniger Wochen, scheint effektiver zu sein, als nach längerer Persistenz (Hilton et al. 2014). In der Fachliteratur werden ebenfalls orale Glukokortikoide erwähnt. Ihr langfristiger Erfolg ist jedoch bei einem Produktüberschuss oder einem fehlplatzierten Produkt fraglich, da diese Punkte nicht adressiert werden.

3.3.5 Schwellung aufgrund einer allergischen Reaktion vom Spättyp

Eine Schwellung, die im Rahmen einer verspäteten allergischen Typ-4-Reaktion (s. ▶ Abschn. 3.2.2) entsteht, zeigt sich in der Regel verzögert nach 1–3 Tagen, kann aber auch noch nach Wochen bis Monaten in Erscheinung treten und sogar für viele Monate persistieren. Typischerweise wird sie von einer Induration und einem Erythem begleitet. Zu den potenziell auslösenden Faktoren zählen die Zusammensetzung des injizierten Produktes, die Injektionsnadel (z. B. bei einer Nickelallergie), die Injektionstechnik, das injizierte Volumen, wiederholte Behandlungen, intramuskuläre Injektionen sowie die individuellen Voraussetzungen des Patienten. Im Gegensatz zur Typ-1-Reaktion wird die Typ-4-Reaktion durch sensibilisierte T-Lymphozyten und nicht durch Antikörper vermittelt. Es wird angenommen, dass sie ebenfalls durch Trigger, wie z. B. eine erkältungsähnliche Erkrankung oder eine Impfung, hervorgerufen werden kann (Ozturk et al. 2013).

■ Therapie

Da Typ-4-Reaktionen häufig zu spontanen Remissionen führen, ist bei einer moderaten Schwellung ein abwartendes Verhalten mit regelmäßiger Kontrolle für eine kurze Zeit (ca. eine Woche) vertretbar. Zeigt sich keine Besserung, bietet die kurzfristige Einnahme einer niedrigen Dosis oraler Glukokortikoide eine weitere Option. Laut Meinungen der Fachliteratur sprechen Typ-4-Reaktionen meist weniger gut auf eine Therapie mit Antihistaminika an. Ist die Applikation von Hyaluronidase zur Entfernung des Allergens geplant, sollte beachtet werden, dass durch die Aufspaltung der Hyaluronsäure eine kurzfristig erhöhte Konzentration entsteht, die eine stärkere Reaktion auslösen kann.

3.4 Filler-Migration

Das Wandern beziehungsweise Verrutschen von Filler-Material wird auch als Filler-Migration bezeichnet. Als Risikofaktoren gelten intramuskuläre Injektionen oder Injektionen in Bereichen mit starker Mimik. Zudem können eine falsche Injektionstechnik, beispielsweise die Applikation in die falsche Gewebeschicht, ein für den Bereich ungeeignetes Produkt oder ein zu großes Injektionsvolumen dazu beitragen. Besonders häufig lässt sich eine Filler-Migration nach Unterspritzungen der Lippen beobachten.

3

◘ Abb. 3.15 Migration von Filler-Material im Bereich der Oberlippe nach einer auswärtigen Unterspritzung mit Hyaluronsäure, aufgenommen ca. 1 Jahr nach der Behandlung. Die migrierte Hyaluronsäure konnte durch die Injektion von Hyaluronidase aufgelöst werden

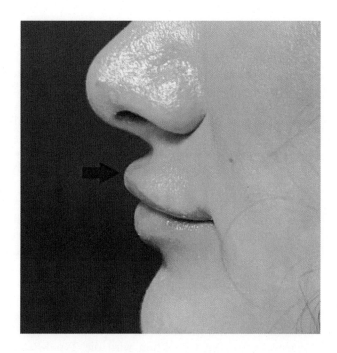

■ Therapie

Im Falle der Migration eines Hyaluronsäure-Fillers besteht je nach Leidensdruck des Patienten die Möglichkeit, den natürlichen Abbau des Produktes abzuwarten. Ist der Befund jedoch für den Patienten störend, kann das unerwünschte Material durch die Applikation von Hyaluronidase aufgelöst werden. Bei einer kleinen oberflächlichen Ansammlung der Hyaluronsäure stellt die sterile Punktion und Expression eine weitere Option dar (◘ Abb. 3.15).

3.5 Verletzung von Nachbarstrukturen

3.5.1 Nervenverletzung

Zu den möglichen Komplikationen nach Hyaluronsäure-Injektionen zählen auch Dys- oder Parästhesien, die am häufigsten den Bereich des Nervus infraorbitalis betreffen (De Boulle und Heydenrych 2015). Mögliche Ursachen hierfür sind eine Nervenverletzung durch die Injektionsnadel oder -kanüle, die Injektion von Hyaluronsäure in den Nerv oder eine Nervenkompression durch das Produkt von außen. In der Regel sind diese Komplikationen vorübergehend, können jedoch je nach Schweregrad der Verletzung auch persistieren.

3.5.2 Parotisverletzung

Im Zuge einer Hyaluronsäure-Injektion im Bereich des Kieferwinkels oder der Wangen kann es durch die Nadel beziehungsweise Kanüle zu einer Verletzung der Parotis kommen. Entsteht daraufhin ein Enzymleck, kann dies eine schmerzhafte Parotitis zur Folge haben. Mögliche Symptome umfassen eine einseitige Schwellung der Ohrspeicheldrüse, begleitet von einer Rötung, Schmerzen, Fieber oder einer Kieferklemme. Bei fehlender Expertise in diesem Bereich ist eine zeitnahe Vorstellung bei einem HNO-Arzt empfohlen.

3.6 Hautverfärbungen und Reaktionen an der Injektionsstelle

3.6.1 Rötung

Nach der Unterspritzung einer Hyaluronsäure zeigen sich häufig leichte Hautrötungen unmittelbar an der Injektionsstelle, als Zeichen einer Reaktion auf das Injektionstrauma.

■ Therapie

In der Regel sind diese leichten Rötungen selbstlimitierend und bedürfen keiner Behandlung. Um einer Verschlechterung vorzubeugen, können kalte Kompressen hilfreich sein. Zusätzlich sollten körperliche Anstrengungen für ca. 24–48 h vermieden werden.

Bei einem persistierenden Erythem setzten manche Experten in Anlehnung an die Therapie der Rosazea, tetrazyklinhaltige Salben, mittelstarke topische Glukokortikoide oder Vitamin-K-Cremes ein (Urdiales-Gálvez et al. 2018). Ist man mit dieser Therapie nicht vertraut, sollte diese nur in Absprache mit einem Spezialisten erfolgen.

■ Prävention

Leichte Rötungen an der Injektionsstelle sind nicht immer zu vermeiden. Eine schonende Injektionstechnik und die Vermeidung körperlicher Anstrengungen nach der Behandlung sind Optionen, um einer stärkeren Rötung vorzubeugen.

3.6.2 Schwellung

Nach einer Unterspritzung kommt es in der unmittelbaren postinterventionellen Phase oft zu transienten Schwellungen (s. ► Abschn. 3.3), die als normale Reaktion auf eine Unterspritzung zu werten sind. Am häufigsten betroffen sind die periorbitale Region und die Lippenregion.

■ Therapie

In vielen Fällen sind postinterventionelle Schwellungen selbstlimitierend und spontan innerhalb einer Woche rückläufig. Unterstützend können kalte Kompressen eingesetzt werden. Der Patient sollte auf körperliche Anstrengungen verzichten. Bei fehlender Besserung bieten antiinflammatorische Enzyme, wie z. B. Bromelain, Heparin-Salben oder Vitamin-K-Cremes, weitere Therapiemöglichkeiten. Je nach Stärke der Schwellung kann gegebenenfalls auch über den Einsatz von nichtsteroidalen Antirheumatika oder oralen Glukokortikoiden nachgedacht werden (Urdiales-Gálvez et al. 2018).

3

◨ Abb. 3.16 Transiente post-interventionelle Schwellung und Rötung unmittelbar nach einer Unterspritzung der Lippen mit Hyaluronsäure. Die Symptome waren spontan innerhalb von 2 Tagen rückläufig

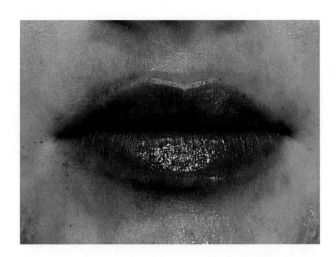

■ **Prävention**

Transiente postinterventionelle Schwellungen sind nach Unterspritzungen mit einer Hyaluronsäure nicht zu vermeiden. Durch eine schonende Injektionstechnik, kleine Injektionsvolumina und die richtige Produktauswahl lässt sich jedoch die Auftritts-wahrscheinlichkeit einer stärkeren Reaktion verringern (◨ Abb. 3.16).

3.6.3 Hämatom

Nach einer Unterspritzung kommt es häufig zu kleinen Hämatomen. Insbesondere fächerförmige, oberflächliche Injektionen in die dermale oder oberflächliche sub-dermale Schicht können zu Ekchymosen (kleine fleckenförmige Hauteinblutungen) führen (Urdiales-Gálvez et al. 2018). Größere Hämatome treten hingegen seltener auf. Sie können sich auch als tastbare, feste Raumforderung darstellen, wenn der Blutfluss beispielsweise durch eine Faszie gestört ist.

■ **Therapie**

Durch die sofortige Kompression einer Blutung kann das Auftreten von Hämatomen häufig verhindert oder zumindest verringert werden. Kalte Kompressen können unterstützend aufgelegt werden und in den ersten Tagen die Rückbildung eines Hä-matoms beschleunigen. Im weiteren Verlauf ist hingegen die Applikation von Wärme hilfreich (Sclafani und Fagien 2009). Arnika, Aloe vera, Vitamin-K-Cremes oder Heparin-Salben sind weitere Behandlungsoptionen. In der Regel bessern sich Häma-tome aber auch spontan nach 2–7 Tagen (De Boulle 2004). Persistiert die Hämosiderin-Färbung dennoch, kann über den Einsatz spezieller Laser nachgedacht werden.

■ **Prävention**

Neben der sofortigen Kompression einer Blutung können eine langsame Injektions-geschwindigkeit, gute Anatomiekenntnisse, die Verwendung von stumpfen Kanülen in bestimmten Zonen und die richtige Patientenauswahl die Auftrittswahrscheinlich-keit von Hämatomen verringern. Vor der Behandlung sollte eine Gerinnungsstörung

☑ Abb. 3.17 Multiple Hämatomverfärbungen an der Ober- und Unterlippe nach einer auswärtigen Unterspritzung mit Hyaluronsäure, aufgenommen 4 Tage nach der Behandlung. (Das Foto wurde von der Patientin freundlicherweise zur Verfügung gestellt)

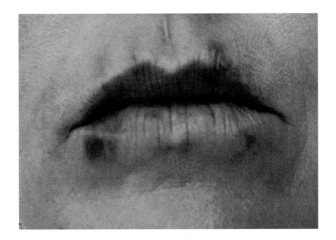

des Patienten durch eine gezielte Anamnese ausgeschlossen werden. Nach Möglichkeit sollten keine blutverdünnenden Medikamente wie z. B. Acetylsalicylsäure oder blutverdünnende Nahrungsergänzungsmittel für 7–10 Tage eingenommen werden. Andernfalls ist die Behandlung gut abzuwägen. Das Absetzen einer Dauermedikation sollte jedoch nur in Rücksprache mit dem Hausarzt erfolgen. Zusätzlich ist es ratsam, dass der Patient auf Alkohol, anstrengende Arbeiten und Sport für ca. 24–48 h verzichtet (☑ Abb. 3.17).

3.6.4 Tyndall-Effekt

Der Tyndall-Effekt, der auch als Rayleigh-Streuung bezeichnet wird, beschreibt eine bläuliche Verfärbung oder einen aufhellenden Effekt der Haut, der durch die Lichtbrechung der Filler-Partikel zustande kommen kann, wenn ein Hyaluronsäure-Filler zu oberflächlich injiziert wird oder die Haut über dem Hyaluronsäure-Filler sehr dünn ist. Am häufigsten tritt der Effekt nach Unterspritzungen der Tränenrinne auf.

■ **Therapie**
Die Behandlung eines Tyndall-Effekts beinhaltet im Wesentlichen die Entfernung des auslösenden Faktors, der Hyaluronsäure. Unbehandelt kann ein Tyndall-Effekt möglicherweise über Monate oder Jahre bestehen bleiben. Primär wird die Applikation von Hyaluronidase, gefolgt von einer sanften Massage mit geringem Druck, empfohlen. Alternativ besteht bei einer sehr oberflächlich liegenden Hyaluronsäure die Möglichkeit der Punktion mit einer Nadel, gefolgt von einer Expression (Hirsch et al. 2006). Zeigen die initialen Therapieversuche keine Wirkung, findet in der Fachliteratur zusätzlich die Entfernung des Materials über eine kleine Inzision mittels Skalpell Erwähnung (Urdiales-Gálvez et al. 2018). Ob eine solche potenziell dellen- oder narbenbildende Therapie durchgeführt wird, sollte in Abhängigkeit vom Leidensdruck des Patienten und nur nach sorgfältiger Aufklärung zusammen mit dem Patienten entschieden werden.

3

Abb. 3.18 Tyndall-Effekt und Schwellung im Bereich der linken Tränenrinne nach einer auswärtigen Unterspritzung mit Hyaluronsäure, aufgenommen ca. 6 Monate nach der Behandlung

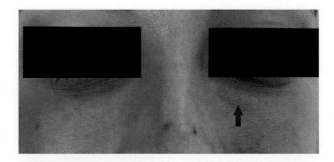

Abb. 3.19 Tyndall-Effekt im Bereich des linken Nasenabhangs und des Nasenrückens nach einer auswärtigen Unterspritzung einer voroperierten Nase, aufgenommen ca. 5 Monate nach der Behandlung

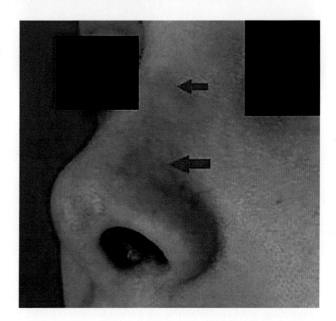

■ **Prävention**

Das Risiko eines Tyndall-Effekts lässt sich durch die korrekte Injektionstechnik mit richtiger Injektionstiefe und die Auswahl eines für den Bereich geeigneten Produktes verringern (◨ Abb. 3.18 und 3.19).

3.6.5 Postinflammatorische Hyperpigmentierung

Eine seltene Komplikation nach Filler-Injektionen ist die postinflammatorische Hyperpigmentierung, die eine dunkle Verfärbung der Haut nach einer Entzündungsreaktion bezeichnet. Die dunkleren Fitzpatrick-Hauttypen 4–6 sind davon häufiger betroffen als hellere Hauttypen (Urdiales-Gálvez et al. 2018). Differenzialdiagnostisch zur postinflammatorischen Hyperpigmentierung kommt eine Färbung durch Hämosiderin nach einer Einblutung in Betracht.

■ **Therapie**

Die Basis der Therapie bildet der Sonnenschutz, unter Verwendung einer für den Hauttyp passenden Sonnencreme (Davis und Callender 2010), mit dem Ziel, einer Verstärkung der Hyperpigmentierung durch die Sonneneinstrahlung vorzubeugen. In einigen Fällen, insbesondere bei helleren Hauttypen, bildet sich eine postinflammatorische Hyperpigmentierung von allein zurück. Bei einer Persistenz bieten verschiedene Laser, chemische Peelings oder Bleaching-Behandlungen weitere therapeutische Optionen.

■ **Prävention**

Um einer postinflammatorischen Hyperpigmentierung vorzubeugen, sollte eine inflammatorische Reaktion möglichst durch Maßnahmen wie eine schonende Injektionstechnik, Asepsis und die richtige Patientenselektion vermieden werden. Im Falle einer Inflammation ist die Einleitung einer zeitnahen, geeigneten Therapie wichtig. Dabei sollte unbedingt auch an den Sonnenschutz gedacht werden.

3.6.6 Neovaskularisation; Teleangiektasie

Nach einer Filler-Injektion kann es in einzelnen Fällen zu einer Neovaskularisation mit kleinen oberflächlich sichtbaren Gefäßen oder zu einer Erweiterung dermaler Venen (Teleangiektasie) kommen. Die Neubildung von Gefäßen kann beispielsweise durch das Gewebetrauma oder die Zersetzungsprodukte der Hyaluronsäure angeregt werden (Snozzi und van Loghem 2018). Ein erhöhter Gewebedruck beziehungsweise eine starke Gewebeexpansion oder exzessives Massieren gelten hingegen als mögliche Ursachen einer Teleangiektasie, die nach Tagen oder Wochen in Erscheinung treten kann.

■ **Therapie**

In der Regel sind Gefäßneubildungen oder Teleangiektasien innerhalb von 3–12 Monaten ohne weitere Behandlung rückläufig (Urdiales-Gálvez et al. 2018). Sollten sie jedoch persistieren, bietet der Einsatz spezieller Laser eine Therapiemöglichkeit. Aber auch Retinol oder Tretinoin finden in der Fachliteratur Erwähnung (Snozzi und van Loghem 2018).

■ **Prävention**

Um Gefäßneubildungen und Teleangiektasien vorzubeugen, sollte auf eine vorsichtige Injektionstechnik mit geringen Injektionsvolumina geachtet werden. Zusätzlich sollte auf das exzessive Massieren verzichtet werden.

3.7 Infektion

Eine Infektion bezeichnet das Eindringen, Ansammeln und Vermehren von Krankheitserregern in einem Organismus. Glücklicherweise sind Infektionen nach Hyaluronsäure-Unterspritzungen eher selten. Dennoch besteht jedes Mal, wenn bei einer Behandlung die Hautbarriere durchbrochen wird, ein Infektionsrisiko. Weitere

Gefahrenquellen stellen ein von der Behandlungsstelle entfernter Infektionsfokus oder eine im zeitlichen Zusammenhang mit der Behandlung durchgeführte Zahnbehandlung dar.

Infektionen können in unterschiedlichen Ausprägungsformen und zu verschiedenen Zeitpunkten auftreten. Meist werden sie durch typische Bakterien ausgelöst, doch auch atypische Bakterien, Viren oder auch Pilze kommen als Erreger infrage.

Nach dem Zeitpunkt des Auftretens lassen sich frühe und späte Infektionen unterscheiden. Frühe Infektionen entwickeln sich bevorzugt innerhalb der ersten 2 Wochen nach der Behandlung (je nach Literaturquelle auch bis zu 4–6 Wochen), während späte Infektionen nach über 2 Wochen auftreten (beziehungsweise 4 oder 6 Wochen).

In der Regel machen sie sich durch Entzündungszeichen bemerkbar als Ausdruck der körpereigenen Immunreaktion auf schädliche Reize. Die klassischen Entzündungszeichen, die schon in der Antike von Celsus und Galen beschrieben wurden, umfassen eine Rötung, Schwellung, Überwärmung, Schmerzen oder eine funktionelle Einschränkung.

Da inflammatorische Symptome auch bei einer Hypersensitivitätsreaktion auftreten können, ist die Differenzierung beider Entitäten aufgrund unterschiedlicher Therapieansätze besonders wichtig (De Boulle und Heydenrych 2015). Anhaltspunkte, die für eine Infektion sprechen, sind beispielsweise eine stärkere Überwärmung oder der fehlende Juckreiz. Bei Unsicherheiten können zusätzliche Untersuchungen wie die Analyse der Entzündungswerte im Blut weitere Hinweise liefern.

3.7.1 Frühe Infektion

Frühe Infektionen, die innerhalb von 2 Wochen nach einer Filler-Unterspritzung auftreten, werden häufig durch Bakterien hervorgerufen, die sich in der natürlichen Hautflora befinden. Zu den typischen Erregern zählen beispielsweise *Staphylococcus aureus* oder *Streptococcus pyogenes*, die potenziell über jede Haut- oder Schleimhautverletzung eindringen können (De Boulle und Heydenrych 2015). Auch entfernte Infektionsherde, Zahnbehandlungen oder Hautanhangsgebilde wie z. B. Haare oder Drüsen stellen mögliche Infektionswege dar.

In den meisten Fällen handelt es sich bei einer frühen Infektion um einen lokalisierten Prozess im Bereich der Injektionsstelle. Breiten sich die Symptome auf angrenzende Gebiete aus, deutet dies auf ein Fortschreiten der Infektion hin.

■■ ■ Abszess

Im Rahmen einer Infektion kann es zu einer entzündlichen Gewebseinschmelzung kommen, aus der sich ein Abszess entwickelt. Diese Eiteransammlung in einer nichtpräformierten Höhle tritt glücklicherweise selten nach einer Filler-Injektion auf. In der Mehrzahl wird ein Abszess durch eine Infektion mit Bakterien wie beispielsweise *Staphylococcus aureus* ausgelöst, die über die Einstichstelle in die Haut eindringen. Unzureichend behandelt ist eine Entleerung über eine Fistel oder ein Streuen über die Blutbahn möglich. Bei gleichzeitigem Auftreten multipler Abszesse sollte auch eine mögliche Kontaminierung der Spritze in Betracht gezogen werden. Nicht alle Abszesse treten kurz nach einer Behandlung auf; sie können sich auch erst Monate später entwickeln und dementsprechend in die Kategorie der späten Infektionen fallen.

■ Symptome

Zu den typischen Symptomen einer Infektion zählen eine Rötung, Überwärmung, Druckempfindlichkeit, Schmerzen und Schwellung, meist nah an der Injektionsstelle.

Liegt zusätzlich eine Abszessbildung vor, so zeigt sich eine fluktuierende, prallelastische, schmerzhafte, dunkelrote, überwärmte Schwellung unter vorwiegend intakter Dermis, die mit Pus gefüllt ist.

■ Therapie

Die Therapie einer frühen Infektion sollte sich an der jeweiligen Klinik orientieren und dementsprechend angepasst werden, denn unzureichend behandelte Infektionen können zu einer permanenten Deformierung führen.

Handelt es sich um eine milde Infektion, kann in vielen Fällen eine empirische orale Antibiotikatherapie helfen. Bei fehlendem Erfolg sollte die antibiogrammgerechte Umstellung erfolgen. Eine schwere Infektion erfordert hingegen eine intravenöse Antibiotikatherapie und eine stationäre Aufnahme. Indikatoren für eine systemische Antibiotikatherapie sind beispielsweise eine diffuse Ausbreitung im Weichgewebe oder eine Allgemeinreaktion des Körpers. Liegt ein Abszess vor, besteht die Therapie der ersten Wahl in der chirurgischen Versorgung mittels Inzision und Drainage, meist in Kombination mit einem Antibiotikum (Sunderkötter et al. 2019). Um die Behandlung an das jeweilige Bakterium anpassen zu können, ist die Abnahme einer bakteriellen Kultur und Erstellung eines Antibiogramms ratsam. Zeigt sich dabei ein steriler Abszess mit negativer Kultur, sollte an einen möglichen Biofilm gedacht werden.

Steroide sind bei einer aktiven Infektion kontraindiziert. Da sie jedoch teilweise in der Therapie eines späten inflammatorischen Knötchens eingesetzt werden, ist die Differenzierung beider Entitäten besonders wichtig.

■■ Antibiotikum

Die Wahl des Antibiotikums sollte gemäß den lokalen Empfehlungen zur Antibiotikatherapie getroffen werden und dabei typische Erreger wie *Staphylococcus aureus* oder *Streptococcus pyogenes* abdecken. Mögliche Antibiotikaoptionen sind beispielsweise Amoxicillin/Clavulansäure (z. B. 875/125 mg 1-1-1 p.o., siehe Dosieranleitung) oder Clindamycin (z. B. 600 mg 1-1-1 p.o., siehe Dosieranleitung) (Philipp-Dormston et al. 2017). Wenn der wahrscheinlichste Ursprung des Infektes in der Haut liegt, raten Experten in einer 2021 veröffentlichten Empfehlung zum Einsatz von Doxycyclin, Clindamycin, Clarithromycin oder Azithromycin (Heydenrych et al. 2021). Ciprofloxacin sollte aufgrund des großen Nebenwirkungsprofils der Flourchinolone nicht mehr als Firstline-Antibiotikum verwendet werden. Die Empfehlungen zur Dauer der Antibiotikaeinnahme variieren, wobei hier beispielsweise 7–10 Tage, 4 Wochen oder 1–2 Tage nach Rückgang der Symptome genannt werden.

▪▪ Hyaluronidase

Nach einer erfolgreichen Antibiotikabehandlung sollte je nach Klinik entschieden werden, ob der Hyaluronsäure-Filler erhalten bleiben kann oder durch die Injektion von Hyaluronidase aufgelöst werden muss, um ein erneutes Auftreten der Infektion zu vermeiden. Eine Voraussetzung für die Anwendung von Hyaluronidase ist das Abklingen der Entzündungszeichen und der Infektion. Andernfalls besteht die Gefahr, die Infektion durch die Hyaluronidase zu verteilen.

3.7.2 Späte Infektion

Infektionen, die später als 2 Wochen nach der Injektion auftreten, sind relativ seltene Komplikationen nach einer Behandlung mit Hyaluronsäure-Fillern. Sie können jedoch eine diagnostische und therapeutische Herausforderung darstellen, da sie auch von atypischen Erregern wie beispielsweise *Mykobakterien*, *Escherichia coli* oder einem Biofilm ausgelöst werden können (Dayan et al. 2011). Diese sind in der Lage, eine chronisch inflammatorische Immunantwort hervorzurufen (s. ▶ Abschn. 3.8.2).

▪ Symptome

Späte Infektionen können durch klassische Entzündungszeichen wie eine Rötung, Schwellung, Überwärmung, Druckschmerzhaftigkeit, einen Abszess oder systemische Entzündungszeichen in Erscheinung treten. Aber auch eine geringe Symptomausprägung, chronische Symptome, systemische Infektionszeichen oder die Manifestation als inflammatorisches Knötchen sind möglich. Hinweise auf eine Biofilmbeteiligung können eine Kombination aus Inflammationszeichen mit weiteren Merkmalen sein, wie eine Infektionsdauer über 7 Tage, die Ineffektivität einer antibiotischen Behandlung oder ein Rückfall der Symptome nach Absetzen des Antibiotikums (Marusza et al. 2019). Da bakterielle Kulturen bei einem Biofilm meist negativ ausfallen, sind die PCR-Untersuchung oder Fluoreszenz-in-situ-Hybridisierung für die Diagnostik von Bedeutung.

▪ Therapie

Leider existieren in der Literatur keine einheitlichen Therapieempfehlungen für späte Infektionen. Die empfohlenen Algorithmen ähneln vom Grundsatz her der Therapie einer akuten Infektion, bestehend aus einer empirischen Antibiotikatherapie, die das mutmaßliche Erregerspektrum abdeckt, gefolgt von der erfolgsabhängigen antibiogrammgerechten Umstellung. Nach dem Abklingen der Infektion kann auch hier der Einsatz von Hyaluronidase in Erwägung gezogen werden (Philipp-Dormston et al. 2020).

Die Therapie eines späten inflammatorischen Knötchens wird in Absch 3.8.2 ausführlicher behandelt.

▪ Prävention

Zur Vorbeugung einer frühen oder späten Infektion ist ein aseptisches Arbeiten inklusive der Verwendung steriler Materialien und der Hautdesinfektion fundamental. Eine weitere Risikominderung kann durch eine gründliche Anamnese und die Vermeidung der Behandlung von Patienten mit potenziellen Infektionsherden erreicht werden.

3.7.3 **Herpes**

Unterspritzungen mit Hyaluronsäure können, insbesondere bei Behandlungen im perioralen oder nasolabialen Bereich, zu einer Reaktivierung einer *Herpes-simplex-Virus* (HSV)-Infektion führen. Obwohl die Häufigkeit einer HSV-1-Reaktivierung mit unter 1,45 % relativ niedrig ist, kann dies bei Patienten Stress oder Angst auslösen (Wang et al. 2020). Üblicherweise manifestieren sich die Symptome innerhalb von 24–48 h nach der Injektion und betreffen z. B. den perioralen Bereich, die nasale Mukosa oder die Mukosa des harten Gaumens. Am häufigsten tritt ein Herpes-Rezidiv aufgrund der hohen Dichte sensorischer Nervenendigungen am Übergang zwischen dem Lippenrot und Lippenweiß oder am Mundwinkel auf. Das lokale Gewebetrauma, körperlicher Stress oder die inflammatorische Reaktion nach der Injektion gelten als mögliche Auslöser.

■ Symptome

Die typischen Symptome eines Herpes-Rezidivs umfassen Bläschen, die von einer Schwellung, Rötung, Krusten oder lokalen brennenden Schmerzen begleitet werden können. Da diese Symptome teilweise einer allergischen Reaktion oder einem vaskulären Verschluss ähneln, ist die korrekte Diagnosestellung von großer Bedeutung.

■ Therapie

Die Therapie eines Herpes-Rezidivs sollte sich am klinischen Befund und dem Schweregrad der Symptomatik orientieren. Handelt es sich um eine milde Form eines Herpes labialis, kann eine Behandlung mit einem topischen Virostatikum wie beispielsweise einer Aciclovir-Salbe oder einer Penciclovir-Salbe (Dosierungen gemäß Packungsbeilage) in vielen Fällen erfolgreich sein. Bei stärker ausgeprägten Symptomen kann die systemische Verabreichung eines oralen Virostatikums wie z. B. Aciclovir oder Famciclovir erforderlich sein. Die intravenöse Applikation eines Virostatikums ist hingegen äußerst selten notwendig.

■ Prävention

Um eine Virusreaktivierung zu verhindern, kann eine antivirale Prophylaxe vor der Unterspritzung anfälliger Bereiche bei einzelnen Patienten sinnvoll sein. Experten empfehlen diese beispielsweise für Patienten, die über mehrere (z. B. mehr als drei) Episoden von Lippenherpes in der Vorgeschichte berichten (Urdiales-Gálvez et al. 2018). Hierbei kann unter anderem Aciclovir p.o. zur Anwendung kommen. Da antivirale Medikamente nicht immer frei von Nebenwirkungen sind, sollte die Entscheidung für eine Prophylaxe individuell besprochen und abgewogen werden.

Liegt bei dem Patienten eine aktive Herpes-Infektion vor, sollte die Filler-Unterspritzung bis nach der vollständigen Abheilung verschoben werden.

3.8 **Knötchen**

Knötchen bezeichnen kleine, tastbare Läsionen und zählen zu den häufigsten Komplikationen im Zusammenhang mit Hyaluronsäure-Unterspritzungen. Sie können durch verschiedene Ursachen entstehen und unterschiedliche Behandlungen

3

erfordern. Eine Einteilung in Unterkategorien kann die Wahl eines geeigneten Therapieansatzes erleichtern. Basierend auf dem Zeitpunkt ihres Auftretens lassen sich frühe Knötchen, die innerhalb der ersten 2 Wochen auftreten, von späten Knötchen unterscheiden, die später als 2 Wochen auftreten. Je nach Literaturquelle variieren die Zeitangaben jedoch geringfügig. Klinisch ist die Unterscheidung nichtinflammatorischer Knötchen von inflammatorischen Knötchen möglich, wobei letztere mit oder ohne Bezug zu einer Infektion auftreten (s. ▶ Abschn. 3.7).

3.8.1 Frühe Knötchen

3.8.1.1 Frühe inflammatorische Knötchen

Die häufigste Ursache für ein frühes, tastbares, inflammatorisches Knötchen ist eine Infektion. Aber auch eine Hypersensitivitätsreaktion/allergische Reaktion kommt in Betracht (s. ▶ Abschn. 3.2, 3.3, 3.7).

- **Symptome**

Frühe inflammatorische Knötchen bezeichnen tastbare Raumforderungen, die typische Inflammationszeichen wie eine Rötung, Überwärmung, Druckempfindlichkeit, Schmerzen oder eine Schwellung aufweisen.

Bei der Differenzierung einer Infektion von einer Hypersensitivitätsreaktion können verschiedene Anzeichen wie die Hauttemperatur oder das Vorhandensein von Juckreiz helfen. Während bei einer Hypersensitivitätsreaktion die Haut oft weniger oder diffuser erwärmt ist, deuten das Vorhandensein von Fieber, ein Abszess oder das Fehlen von Juckreiz eher auf eine infektiöse Ursache hin.

- **Therapie**

Die Therapieempfehlungen variieren je nach Ursache des Knötchens. So wird bei einer Infektion beispielsweise in der Regel eine Antibiotikabehandlung benötigt, während bei einer Hypersensitivitätsreaktion eher orale Glukokortikoide oder Antihistaminika zum Einsatz kommen. Aufgrund der unterschiedlichen Therapieansätze ist die korrekte Differenzierung beider Entitäten besonders wichtig.

3.8.1.2 Frühe nichtinflammatorische Knötchen

Kleine Unregelmäßigkeiten oder Knötchen, die unmittelbar nach der Unterspritzung auftreten, müssen nicht zwangsweise eine Komplikation darstellen. Sie können auch im Rahmen der Gewebeintegration des Fillers auftreten und sich innerhalb weniger Tage auflösen. Zeigt sich jedoch ein größeres oder persistierendes nichtinflammatorisches Knötchen innerhalb von 2 Wochen nach einer Filler-Unterspritzung, liegt meist eine suboptimale Injektionstechnik zugrunde, etwa durch zu große Injektionsmengen, eine zu oberflächliche Produktplatzierung oder die falsche Produktauswahl. Zonen mit dünner Weichteildeckung, wie die Augenlider, die nasojugale Region, die Lippen oder Bereiche mit hoher muskulärer Aktivität (z. B. der Modiolus anguli oris), sind besonders anfällig. Ein frühes nichtinflammatorisches Knötchen kann aber auch aufgrund eines Hämatoms entstehen.

■ **Symptome**

Typischerweise sind frühe nichtinflammatorische Knötchen schmerzfreie, sicht- und/ oder tastbare Läsionen ohne Anzeichen einer Entzündung. Sie sind in der Regel isoliert und deutlich vom umgebenden Gewebe abgrenzbar.

■ **Therapie**

Nichtinflammatorische Knötchen, die auf eine suboptimale Injektionstechnik zurückzuführen sind, können in der frühen Phase oft durch eine Massage behandelt werden. Durch das vorsichtige Massieren wird eine Umverteilung des Filler-Materials erreicht.

Bei fehlender Besserung kann entweder ein weiter abwartendes Verhalten erfolgen, falls das Knötchen nicht störend ist, oder eine Therapie der Überkorrektur eingeleitet werden. Hier bietet die intraläsionale Applikation von Hyaluronidase eine Möglichkeit, die überschüssige Hyaluronsäure aufzulösen. Eine weitere Option ist die Punktion, beispielsweise mit einer 22- bis 18-G-Nadel, und die Expression des Materials.

■ ■ **Dosierung der Hyaluronidase**

Die benötigten Dosen Hyaluronidase zur Behandlung eines frühen nichtinflammatorischen Knötchens können variieren. Einflussfaktoren sind unter anderem die Filler-Zusammensetzung, einschließlich ihrer Vernetzung (Cross-Links) und Struktur, die vergangene Zeitspanne seit der Unterspritzung oder die Tiefe des Knötchens. Beispielsweise kann für ein oberflächliches Knötchen schon eine geringe Dosis Hyaluronidase ausreichend sein. Stark vernetzte oder hochkohäsive Hyaluronsäure-Filler benötigen hingegen meist höhere Dosen und reagieren schlechter auf die Hyaluronidase. Da es keine einheitlichen Dosisempfehlungen gibt, wird meist die klinische Abschätzung und Titration bis zum gewünschten Erfolg empfohlen. Folgende Literaturangaben bieten Anhaltspunkte für die Abschätzung der benötigten Dosis:

Beispielsweise zeigte eine In-vivo-Studie aus dem Jahr 2018, dass 30 Einheiten Hyaluronidase in der Lage waren, 0,1 ml eines hochkohäsiven Hyaluronsäure-Fillers aufzulösen (Shumate et al. 2018). Ein weiteres Schema, das sich bei der Dosierung an der Größe des aufzulösenden Bereichs orientiert, kann hilfreich sein, wenn die genaue Injektionsmenge der Hyaluronsäure nicht ermittelt werden kann. Bei Bereichen < 2,5 mm wird zunächst die Applikation von 10–20 Einheiten Hyaluronidase über einen Injektionspunkt empfohlen und für Bereiche > 2,5 mm bis 1 cm 2–4 Injektionspunkte mit jeweils 10–20 Einheiten Hyaluronidase (Signorini et al. 2016). Je nach Erfolg kann die Applikation bis zum gewünschten Effekt nach 48 h oder länger wiederholt werden. Falls ein Ultraschallgerät vorhanden ist, ermöglicht dies eine bessere Lokalisierung und Kontrolle der Injektionsmenge sowie Injektionstiefe. Die Injektion sollte optimalerweise mittig in das Zentrum des Knötchens erfolgen. Da eine Hyaluronidase-Applikation auch das Risiko einer potenziellen allergischen Reaktion birgt, raten einige Autoren zu ihrem Gebrauch nur im Notfall (Signorini et al. 2016).

■ **Prävention**

Das Auftreten früher nichtinflammatorischer Knötchen kann in vielen Fällen durch die richtige Injektionstechnik, Injektionsmenge, Injektionstiefe und passende Produktauswahl für die jeweilige Indikation vermieden werden (◨ Abb. 3.20).

3

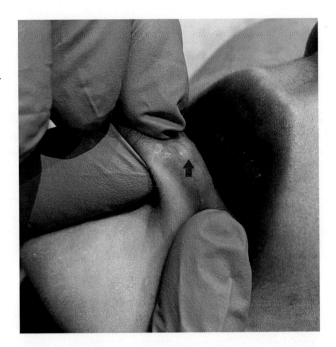

■ **Abb. 3.20**   Frühes ca. 0,2 mm großes nicht-inflammatorisches Knötchen nach einer Unterspritzung der Lippen mit Hyaluronsäure, auf-genommen ca. 1,5 Wochen nach der Behandlung. Das Knötchen konnte durch eine Injektion von ca. 10 Einheiten Hyaluronidase aufgelöst werden

3.8.2   Späte Knötchen

Späte Knötchen, die sich nach mehr als 2 Wochen nach einer Hyaluronsäure-Unterspritzung zeigen, können potenziell in Verbindung mit allen Hyaluronsäure-Fillern auftreten. Die genaue Inzidenz ist aufgrund einer hohen Dunkelziffer schwer zu bestimmen. In Studien wird sie beispielsweise mit 1 % pro Patient oder 0,8 % pro Spritze beziffert.

Späte Knötchen können einzeln oder multipel auftreten und durch verschiedene Ursachen entstehen, wie beispielsweise eine Hypersensitivitätsreaktion, Fremd-körperreaktion, Infektion, Biofilmbildung, eine falsche Injektionstechnik oder ein abgekapseltes Hämatom (Philipp-Dormston et al. 2017, 2020). Beim Auftreten mul-tipler Knötchen sollte an eine mögliche Biofilmbildung, aber auch an eine systemi-sche granulomatöse Erkrankung, wie z. B. eine Sarkoidose, gedacht werden (Hey-denrych et al. 2018).

Klinisch lassen sie sich in späte Knötchen ohne Inflammationszeichen und späte Knötchen mit Inflammationszeichen einteilen, wobei letztere häufiger vorkommen.

Im Zusammenhang mit späten Knötchen wird auch der Begriff Granulom ver-wendet, der allerdings im eigentlichen Sinne eine histopathologische Bezeichnung darstellt und einen Sammelbegriff für eine durch eine Immunreaktion entstandene knötchenförmige Gewebeneubildung mit einem charakteristischen Bild bezeichnet. Ein Fremdkörpergranulom ist eine spezielle Form eines Granuloms, das nach Im-plantation eines Fremdkörpers, wie beispielsweise einer Hyaluronsäure, auftreten kann.

Aufgrund ihrer vielfältigen Ursachen können sich späte Knötchen in der spezifischen Therapie unterscheiden. Leider existieren in der Literatur keine einheitlichen Therapieempfehlungen. Unter anderem kommen NSAR, Antihistaminika, Antibiotika, Hyaluronidase, Glukokortikoide (intraläsional oder oral) sowie die chirurgische Exzision oder Abszessdrainage zum Einsatz. Aber auch Laser oder intraläsional appliziertes 5-Fluorouracil finden Erwähnung. Wichtig zu wissen ist, dass es sich bei einem Großteil der Therapien um einen Off-Label-Use handelt. Um sicherzustellen, dass eine Therapie erfolgreich war, sollten mindestens 2 Monate bis zu einer erneuten Unterspritzung vergangen sein (Marusza et al. 2019).

3.8.2.1 Späte nichtinflammatorische Knötchen

Späte Knötchen ohne Inflammationszeichen können z. B. durch eine Filler-Migration oder eine Reaktion auf das Injektionsmaterial entstehen. Es kann sich aber auch um ein ruhendes, potenziell aktivierbares, spätes inflammatorisches Knötchen handeln. Ein persistierendes, frühes nichtinflammatorisches Knötchen aufgrund einer falschen Injektionstechnik oder eines abgekapselten Hämatoms sind weitere Möglichkeiten. Dabei bestehen die Symptome meist seit oder kurz nach der Unterspritzung.

- **Symptome**

Späte nichtinflammatorische Knötchen weisen keine Entzündungszeichen auf und sind im Wesentlichen unempfindliche Knubbel, die auch als „kalte Knötchen" bezeichnet werden. Je nach Genese können sie im Verlauf aktiviert werden.

- **Therapie**

Bei einem einzelnen kleinen, späten nichtinflammatorischen Knötchen, das weder sichtbar noch störend ist, kann zunächst ein abwartendes Verhalten an den Tag gelegt werden (Philipp-Dormston et al. 2020).

Zeigt jedoch ein seit der Unterspritzung persistierendes, durch eine falsche Injektionstechnik entstandenes Knötchen keine Besserung oder ist es für den Patienten störend, bietet die intraläsionale Applikation von Hyaluronidase eine Möglichkeit, dieses aufzulösen. Gleiches gilt für ein störendes, neu aufgetretenes, nichtinflammatorisches Knötchen, das durch eine Filler-Migration oder Reaktion auf die Hyaluronsäure entstanden ist.

In manchen Fällen wird durch die Hyaluronidase jedoch nicht der gewünschte Effekt erzielt, sodass dann über den Einsatz von Glukokortikoiden nachgedacht werden kann (Philipp-Dormston et al. 2017). Je nach Lage kommt bei einem persistierenden Produktüberschuss auch eine Punktion und Expression infrage. Zusätzlich kann, als letzte Option, die chirurgische Exzision in Erwägung gezogen werden (◘ Abb. 3.21).

3.8.2.2 Späte inflammatorische Knötchen

Späte inflammatorische Knötchen können durch verschiedene Faktoren wie eine Immunreaktion oder eine Infektion entstehen. Viele Experten schreiben einer Biofilmbildung bei der Genese eine bedeutende Rolle zu (Urdiales-Gálvez et al. 2018). Fallberichte legen ebenfalls nahe, dass ein Trigger wie eine bakterielle oder virale Infektion noch Jahre nach dem biologischen Abbau des Fillers zum Auftreten eines späten Knötchens beitragen kann.

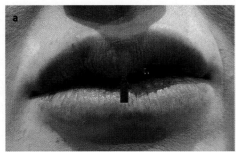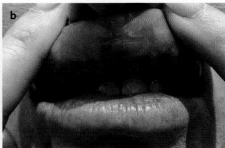

🔲 **Abb. 3.21**   **a** Spätes nichtinflammatorisches Knötchen nach einer auswärtigen Unterspritzung der Lippen mit Hyaluronsäure durch einen Produktüberschuss und Filler-Migration im Bereich der Oberlippe. **b** Enoral zeigen sich weitere späte nichtinflammatorische Knötchen im Bereich der Oberlippe

■ ■ Biofilm

Biofilme sind Kolonien koherenter Mikroorganismen wie Bakterien, Algen oder Pilze mit einer niedrigen metabolischen Rate, die sich irreversibel an Strukturen oder Oberflächen wie z. B. Hyaluronsäure-Filler anheften können, eingehüllt in einer dünnen adhäsiven Schleimschicht. Sie zeigen eine erhöhte Resistenz gegen das menschliche Immunsystem und Antibiotika, weshalb sie trotz ihrer niedrigen Inzidenz nach Hyaluronsäure-Unterspritzungen eine diagnostische sowie therapeutische Herausforderung darstellen (Marusza et al. 2019).

Erreger eines Biofilms können entweder exogen durch die Einstichstellen, z. B. durch unsterile Injektionstechniken, eindringen oder endogen, beispielsweise durch eine Zahnbehandlung oder einen entfernten Infektionsherd, zur Behandlungsstelle gelangen.

Nach möglichen symptomlosen Phasen ist eine Aktivierung durch eine erneute Behandlung oder eine Behandlung im Bereich eines permanenten Fillern möglich. Dies kann zu einer Immunreaktion, Infektion oder chronisch-inflammatorischen Reaktion führen. Die Injektion größerer Boli oder die Verwendung langlebiger Filler scheinen bei der Entwicklung ebenfalls eine Rolle zu spielen und ihr Risiko zu erhöhen.

■ ■ Fremdkörperreaktion

Eine Fremdkörperreaktion auf einen injizierten Filler ist in einem gewissen Ausmaß zunächst erwünscht, da es sich dabei um eine physiologische Reaktion des Immunsystems handelt, die zu einer Stimulation der extrazellulären Matrix führt und somit zum kosmetischen Erfolg der Behandlung beiträgt.

Eine überschießende Reaktion kann jedoch zur Entwicklung pathologischer Fremdkörpergranulome führen. Fremdkörpergranulome sind nichtinfektiöse knotenartige Gewebeneubildungen aus organisierten inflammatorischen Zellen, die sich aufgrund einer chronischen Entzündungsreaktion um einen Fremdkörper anlagern, wenn dieser durch die normalen Phagozytosemechanismen nicht beziehungsweise nur sehr langsam abgebaut werden kann oder die Immunzellen anhaltend stimuliert werden. In der Regel treten sie erst nach einigen Monaten bis zu Jahren nach der Hyaluronsäure-Injektion auf, mit einer Inzidenz von ca. 0,02–0,4 % (Lee und Kim 2015). Der genaue Entstehungsmechanismus scheint noch nicht vollständig verstanden. Es wird angenommen, dass Biofilme als Trigger wirken können und serielle

Injektionen zu einer Risikoerhöhung führen. Eine allergische granulomatöse Reaktion scheint dabei keine Rolle zu spielen (Lee und Kim 2015), obwohl diese Annahme von Experten teilweise auch kontrovers diskutiert wird.

Granulome können für eine Zeit lang ruhen und durch verschiedene Mechanismen, wie ein Nadeltrauma bei einer erneuten Behandlung oder die Applikation eines zweiten Fillers, aktiviert werden. Um sicherzustellen, dass es sich bei dem Knötchen um ein Fremdkörpergranulom handelt, ist die histopathologische Untersuchung das beste diagnostische Mittel.

■ **Symptome**

Ein spätes inflammatorisches Knötchen, das auch als heißes Knötchen bezeichnet wird, zeigt typischerweise Entzündungszeichen wie eine Schwellung, Rötung, Überwärmung, Schmerzen, Induration oder gelegentlich auch eine Eiterbildung. Eine starke Überwärmung, Fluktuation oder Eiterbildung deuten dabei auf ein infektiöses Geschehen hin.

Fremdkörpergranulome präsentieren sich häufig als rote feste Papula, Knötchen oder Plaque, die von Entzündungszeichen begleitet werden können.

Die Differenzierung einer Immunreaktion von einer durch einen Biofilm ausgelösten späten Infektion kann oft schwierig sein. Eine fortschreitende Entzündung deutet dabei eher auf einen Biofilm hin (Urdiales-Gálvez et al. 2018). Weitere Hinweise, die für die Beteiligung eines Biofilms sprechen, sind ein spätes inflammatorisches Knötchen, das schlecht auf die Therapie anspricht, eine länger andauernde Infektion über 7 Tage, die Ineffektivität der antibiotischen Therapie oder das erneute Aufflammen initial gebesserter Symptome nach Absetzen des Antibiotikums (Marusza et al. 2019). Eine Biofilmbildung kann aber auch zu einem asymptomatischen, ruhenden, inaktiven späten Knötchen führen, das unter bestimmten Umständen aktivierbar ist. Bakterielle Kulturen fallen bei einem Biofilm meist negativ aus. Alternativen zum Erregernachweis bieten der PCR-Test oder die Fluoreszenz-in-situ-Hybridisierung.

■ **Therapie**

Die Therapie sollte sich nach der Klinik und der Verdachtsdiagnose richten. Bei leichten inflammatorischen Symptomen, ohne Hinweis auf eine Infektion, können in manchen Fällen nichtsteroidale Antirheumatika oder Antihistaminika ausreichen. Sobald ein spätes Knötchen stärkere Inflammationszeichen aufweist oder eine chronische Inflammation, eine Infektion oder Biofilmbildung infrage kommen, sollte mit einer Antibiotikatherapie (s. unten) begonnen werden. Bleibt der Erfolg aus, kann im nächsten Schritt eine Hyaluronidase-Applikation unter antibiotischer Abschirmung erwogen werden. Ausgenommen davon ist ein fluktuierendes Knötchen, bei dem die Inzision und Drainage die Therapie der ersten Wahl darstellen. Sollte durch die Antibiotikatherapie und Hyaluronidase keine Besserung eintreten, bietet der Einsatz oraler Glukokortikoide eine weitere Therapieoption (Philipp-Dormston et al. 2017).

Interessant ist, dass je nach geografischer Region und Vorliebe der Behandler die Präferenzen bezüglich des primären Einsatzes von Hyaluronidase oder Glukokortikoiden variieren (Philipp-Dormston et al. 2020). In Deutschland wird tendenziell der Gebrauch von Hyaluronidase bevorzugt. Bei einem resistenten Knötchen oder dem histologischen Nachweis eines Granuloms können gegebenenfalls auch Glukokortikoide oder Immunsuppressiva in Betracht gezogen werden. Dabei kann auch über die intraläsionale Applikation einer Kombination aus 5-Fluorouracil und einem Glukokortikoid erwogen werden (Lemperle et al. 2006).

Falls die konservativen Maßnahmen keinen Erfolg zeigen, bleibt die chirurgische Exzision als letzte Option.

▪▪ Biofilm

Bei einer Biofilmbildung ist das Entfernen des befallenen Materials oft die effektivste Methode. Antibiotika allein sind aufgrund der vielfältigen Resistenzmechanismen von Biofilmen meist nur begrenzt wirksam. Denn sie können die aktive Infektion zwar temporär unterdrücken, das Risiko eines Wiederaufflammens besteht jedoch bis zur kompletten Eradikation des Biofilms. Experten sehen eine Therapie deshalb erst dann als erfolgreich an, wenn 2 Monate nach Therapieende keine Symptome mehr aufgetreten sind (Marusza et al. 2019).

Eine nichtchirurgische Alternative zur Entfernung des Biofilms ist der Einsatz von Hyaluronidase. Pecharki et al. demonstrierten beispielsweise in einer In-vitro-Studie, dass Hyaluronidase einen bakteriellen Biofilm auflösen kann (Pecharki et al. 2008). Weitere nichtinvasive Therapieansätze, wie die intraläsionale Applikation einer Mischung aus niedrig dosiertem Triamcinolon und 5-Fluorouracil, die Verwendung von PRP („human platelet rich plasma") oder der Einsatz von Lasern werden in der Literatur diskutiert. Eine aktive Infektion sollte jedoch stets zuvor therapiert werden.

▪▪ Antibiotika

Die Auswahl und Dosierung des Antibiotikums sollte sich nach den lokalen Empfehlungen bzw. Leitlinien richten und die wahrscheinlichsten Erreger abdecken. Abstriche oder Biopsien sind sinnvoll, um genauere Informationen über den Erreger zu erhalten.

Als bevorzugte Antibiotika gelten je nach Erreger Breitspektrumantibiotika wie Doxycyclin (Philipp-Dormston et al. 2020), Minocyclin, Azithromycin oder Amoxicillin/Clavulansäure (Artzi et al. 2020). Convery et al. raten in ihrem Artikel (2021) Clarithromycin oder Doxycyclin als First-Line-Antibiotikum und Ciprofloxacin als Second-Line-Antibiotikum einzusetzen (Clarithromycin 500 mg p.o. 2-mal täglich für 14 Tage, Doxycyclin 100 mg p.o. 2-mal täglich für 14 Tage, Ciprofloxacin 750 mg p.o. 2-mal täglich für 14 Tage).

Ähnlich lautet die Empfehlung von Heydenrych et al. (2021), die bei dem Verdacht auf eine durch Hautbakterien bedingte Infektion Clindamycin, Doxycyclin, Clarithromycin oder Azithromycin beinhaltet. Bei milder Klinik kann eine Monotherapie ausreichen; schwere Fälle oder eine fehlende Wirkung erfordern hingegen eine Kombinationstherapie z. B. mit Clarithromycin (Philipp-Dormston et al. 2020; Urdiales-Gálvez et al. 2018). Die früher häufig eingesetzte Kombination aus Clarithromycin und Moxifloxacin wird aufgrund des großen Nebenwirkungsspektrums der Flourchinolone nicht als First-Line-Antibiotikatherapie empfohlen. Je nach Schweregrad der Entzündung kann die benötigte Einnahmedauer des Antibiotikums variieren. Experten raten häufig zu einer Behandlungsdauer von 2 Wochen oder 7 Tagen über das Verschwinden der Symptome hinaus (Urdiales-Gálvez et al. 2018).

Bei schweren Fällen kann eine intravenöse Behandlung oder stationäre Aufnahme notwendig sein. Oft ist bei späten inflammatorischen Knötchen eine Therapie mit einem Antibiotikum jedoch nicht ausreichend, sodass eine Kombination, z. B. mit Hyaluronidase, erforderlich wird.

■ ■ Hyaluronidase

Im Gegensatz zur symptomatischen Behandlung mit nichtsteroidalen Antirheumatika, Antihistaminika oder Glukokortikoiden, zielt die Anwendung von Hyaluronidase direkt auf die Ursache ab. Sie ermöglicht die Entfernung des Fremdkörpers, die Reduktion einer potenziellen Biofilmmasse und steigert die Wirksamkeit von Antibiotika. Im Falle einer Infektion besteht bei alleiniger Anwendung allerdings das Risiko einer Infektionsausbreitung, weshalb Hyaluronidase hier nur in Kombination mit einem Antibiotikum angewendet werden sollte.

Dosierung der Hyaluronidase Die benötigte Dosis an Hyaluronidase kann variieren und hängt von Faktoren wie der Zusammensetzung des Produktes, der Ursache und Tiefe des Knötchens sowie der vergangenen Zeit seit der Unterspritzung ab. Daher empfiehlt sich zunächst eine klinische Dosisabschätzung gefolgt von der Titration bis zum Erreichen des gewünschten Erfolgs. Falls erforderlich kann eine Wiederholungsbehandlung nach etwa 48 h erfolgen. Bei oberflächlichen, durch eine Überkorrektur entstanden Knötchen kann bereits eine geringe Dosis Hyaluronidase ausreichen. Späte Knötchen erfordern in der Regel höhere Dosen. Es existieren aber auch Fälle, in denen keine Besserung erzielt wird.

Die nachfolgenden Angaben (s. auch in ▶ Abschn. 3.8.1 „Frühe nichtinflammatorische Knötchen") stellen Anhaltspunkte der Literatur zur besseren Abschätzung der benötigten Dosis an Hyaluronidase dar.

In einem Artikel aus dem Jahr 2021 wird angegeben, dass pro 0,1 ml Hyaluronsäure 4–40 Einheiten Hyaluronidase benötigt werden (Heydenrych et al. 2021). Dies bestätigt das Ergebnis einer In-vivo-Studie aus 2018, welches zeigte, dass 30 Einheiten Hyaluronidase 0,1 ml eines hoch kohäsiven Hyaluronsäure-Fillers auflösen können. Da die genaue Menge der injizierten Hyaluronsäure oft unbekannt ist, kann eine Dosierung basierend auf der Größe des aufzulösenden Bereichs hilfreich sein. Für Bereiche unter 2,5 mm Größe wird zunächst die Applikation von 10–20 Einheiten Hyaluronidase über einen Injektionspunkt empfohlen. Für größere Bereiche (über 2,5 mm bis 1 cm) sind zwei bis vier Injektionspunkte mit jeweils 10–20 Einheiten angeraten (Signorini et al. 2016).

Späte Knötchen lassen sich häufig schwerer auflösen als z. B. ein Produktüberschuss, weshalb meist höhere Dosen Hyaluronidase benötigt werden. Ein Expertenteam empfiehlt z. B. die Anwendung von 500 Einheiten Hyaluronidase pro Behandlungszone, wobei die Dosen im Bereich der Tear Trough tendenziell niedriger und im Mittelgesicht höher ausfallen (Philipp-Dormston et al. 2020). Artzi et al. raten in ihrer Veröffentlichung (2020) zur intraläsionalen Applikation von 30–100 Einheiten Hyaluronidase pro Knötchen.

Bei Vorhandensein eines Ultraschallgeräts kann mittels sonografisch gesteuerter Applikation die Lage des Knötchens exakter lokalisiert und die Hyaluronidase präziser platziert werden. Optimalerweise erfolgt die Injektion direkt ins Zentrum des Knötchens.

■ ■ Antibiotikum & Hyaluronidase

Bei einer erforderlichen Kombinationstherapie aus einem Antibiotikum und Hyaluronidase kann man sich beispielsweise an folgendem Schema orientieren, das zunächst eine antibiotische Vorbehandlung von ca. 2–3 Wochen empfiehlt. Kommt es zu keiner Besserung der Inflammationszeichen, wird zu einem Wechsel des Antibiotikums geraten. Ein sehr hartnäckiges Knötchen benötigt möglicherweise eine Doppelantibiotikatherapie. Sind die Inflammationszeichen rückläufig, kann die Hyaluronidase appliziert werden, gefolgt von einer erneuten Antibiotikatherapie für 2 weitere Wochen (Philipp-Dormston et al. 2020).

Beispiel einer Kombinationstherapie aus einem Antibiotikum (Dosierung nach Richtlinien anpassen) und Hyaluronidase:

- Antibiotikum für 2–3 Wochen: z. B. Doxycyclin 100 mg 1-0-1 oder Clindamycin 600 mg 1-0-1.
- Bei fehlender Besserung Doppelantibiotika: z. B. Clarithromycin 500 mg 1-0-1 und Doxycyclin 100 mg 1-0-1.
- Bei rückläufigen Inflammationszeichen: Hyaluronidase.
- Im Anschluss erneut Antibiotikum für 2 Wochen: z. B. Doxycyclin 100 mg 1-0-1 oder Clindamycin 600 mg 1-0-1.

■ ■ Glukokortikoide

In bestimmten Situationen, wie z. B. bei einer ausgeprägten Inflammation, einem starken Ödem oder der Notwendigkeit einer schnellen Erholung, können orale Glukokortikoide vorteilhaft sein. Bei der Dosierung und dem Ausschleichen sollten die jeweiligen Dosisempfehlungen beachtet werden. Da Glukokortikoide jedoch das Immunsystem schwächen, die Bildung eines Biofilms begünstigen können und zudem nach Therapieende zu einem Rückfall der Symptome führen können, ist es essenziell, eine Infektion im Vorfeld auszuschließen. Aus diesen Gründen empfehlen einige Experten aus Europa, Glukokortikoide erst nach dem erfolglosen Einsatz von Antibiotika und Hyaluronidase zu verwenden (Philipp-Dormston et al. 2017).

■ ■ Intraläsional applizierte Glukokortikoide und intraläsional appliziertes 5-Fluorouracil

Handelt es sich um ein refraktäres Knötchen, bei dem weder Hyaluronidase noch orale Glukokortikoide zu einer Besserung führen, können intraläsional applizierte Glukokortikoide wie beispielsweise Triamcinolonacetonid 10 mg/ml oder 40 mg/ml, intraläsional appliziertes 5-Fluorouracil 50 mg/ml (5-FU; zytotoxischer Antimetabolit, der die Zellproliferation hemmt) oder eine Kombination aus beidem eingesetzt werden. In der Regel werden diese bis zum gewünschten Wirkeffekt titriert (De Boulle und Heydenrych 2015).

Die intraläsionale Applikation von 5-FU ist seit 1989 bekannt und wird zur Behandlung hypertropher Narben oder Keloide eingesetzt. In Kombination mit Glukokortikoiden haben Studien eine verbesserte Effektivität gezeigt, wodurch eine Dosisreduktion mit nachfolgend positiven Effekten auf das Risikoprofil möglich wird (Poetschke und Gauglitz 2016). Die empfohlenen Dosen und Mischungen variieren leicht, was sich in den unterschiedlichen Protokollen widerspiegelt.

Aufgrund möglicher Nebenwirkungen sollte die Anwendung gut überlegt und, falls 5-FU angewendet wird, unter regelmäßiger Kontrolle der Blutwerte erfolgen (Poetschke und Gauglitz 2016). Zusätzlich ist auf eine strikt intraläsionale Applikation direkt in das Knötchen zu achten, um das Risiko einer Hautatrophie zu verringern.

Beispielprotokolle zur intraläsionalen Applikation von Glukokortikoiden (z. B. 10 mg/ml oder 40 mg/ml Triamcinolonacetonid) kombiniert mit 5-FU 50 mg/ml:

- 0,1 ml Triamcinolonacetonid mit einer Konzentration von 10 mg/ml, titriert bis zum Wirkeffekt (Rohrich et al. 2019).

- 0,1 ml–0,15 ml große Tröpfchen einer Mischung aus 7–9 Teilen 5-FU + 1–3 Teilen Triamcinolonacetonid; monatlich bis zur Auflösung (Philipp-Dormston et al. 2020).
- Kleine Tröpfchen einer Mischung aus 1 ml 5-FU + 0,1 ml Triamcinolonacetonid 40 mg/ml in Abhängigkeit der Knötchengröße; monatlich bis zur Auflösung (Philipp-Dormston et al. 2020).
- Kleine Dosen einer Mischung aus 0,9 ml 5-FU + 0,1 ml Triamcinolonacetonid 40 mg/ml; 1-mal pro Woche für 2 Zyklen, dann alle 2 Wochen für 2 Zyklen, dann monatlich bis zur Besserung (Urdiales-Gálvez et al. 2018).
- 0,1 ml–0,5 ml einer Mischung aus 0,5 ml 5-FU + 0,3 ml 10 mg/ml Triamcinolonacetonid + 0,2 ml 2 % Lidocain pro Knötchen; 0,1 ml für Lippen/Tear Trough; 0,5 ml für Wangen, einmal alle 4 Wochen, titriert bis zum Wirkeffekt (Snozzi und van Loghem 2018).

▪▪ Weitere Therapieansätze

In der Literatur finden zusätzlich Therapieversuche Erwähnung, die beispielsweise Cortivazol, Allopurinol, Colchicin, Isotretinoin, Imiquimod, topisches Tacrolimus (0,1 %) oder Pimecrolimus (1 %) oder immunsuppressive Mittel wie Hydroxychloroquin, Cyclosporin A und Methotrexat beinhalten. Ihr Einsatz sollte jedoch sehr gut überlegt werden und unter Expertensupervision erfolgen. Weitere Möglichkeiten bieten intraläsional eingesetzte Laser oder Radiofrequenz.

▪▪ Chirurgische Exzision

Beim Versagen der konservativen Therapiemaßnahmen bietet die chirurgische Exzision des Knötchens eine weitere Option, die jedoch ausführlich mit dem Patienten erörtert und abgewogen werden sollte.

▪ Prävention

Um späten Knötchen vorzubeugen, ist es zunächst wichtig, allgemeine Regeln der Komplikationsprävention zu beachten. Hierzu zählen die richtige Patienten- und Produktauswahl, die Desinfektion und eine aseptische Technik mit regelmäßigem Nadelwechsel (s. Kap. ▶ 5). Die richtige Injektionstechnik und Produktplatzierung haben ebenfalls einen Einfluss auf die Bildung später Knötchen. Größere Injektionsboli scheinen das Risiko einer Fremdkörperreaktion, einer granulomatösen Reaktion oder einer Infektion zu erhöhen und eine inflammatorische Kaskade durch die mechanische Irritation leichter aktivieren zu können. Experten raten deshalb eher zur Injektion kleiner Volumina (Signorini et al. 2016). Vorsicht ist auch bei einer Applikation von mehreren Produkten übereinander geboten.

Make-up sollte vor der Behandlung optimalerweise mit einem Make-up-Entferner abgereinigt werden und das Auftragen nach Unterspritzungen so lang wie möglich hinausgezögert werden. Um das Risiko einer hämatogenen bakteriellen Ansammlung oder Biofilmbildung zu verringern, sollten Zahnbehandlungen für 2–4 Wochen vor und nach der Unterspritzung vermieden werden (De Boulle 2004). Ein Merkblatt für die Patienten ist hier sinnvoll.

Trotz Beachtung von Vorsichtsmaßnahmen lassen sich leider nicht alle späten Knötchen verhindern (◘ Abb. 3.22 und 3.23).

3

◘ Abb. 3.22 Späte inflammatorische Knötchen nach einer auswärtigen Unterspritzung der Nasolabialfalte mit Hyaluronsäure und mehrfacher chirurgischer Exzision multipler Granulome

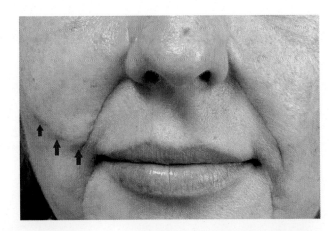

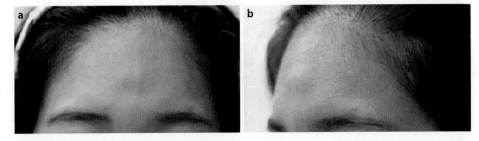

◘ Abb. 3.23 Zystisches Granulom 2 Jahre nach der Injektion eines Hyaluronsäure-Fillers. **a** Zystisches Granulom mittig im Bereich der Stirn. **b** Dreiviertelansicht. (Aus Koh und Lee 2019, mit freundlicher Genehmigung)

Literatur

Literatur zu Abschn. 3.1

Beleznay K, Carruthers JD, Humphrey S, Jones D. Avoiding and treating blindness from fillers: a review of the world literature. Dermatologic Surg. 2015;41(10):1097–117. https://doi.org/10.1097/DSS.0000000000000486.

Beleznay K, Carruthers JDA, Humphrey S, Carruthers A, Jones D. Update on avoiding and treating blindness from fillers: a recent review of the world literature. Aesthet Surg J. 2019;39(6):662–74. https://doi.org/10.1093/asj/sjz053.

Carruthers JDA, Fagien S, Rohrich RJ, Weinkle S, Carruthers A. Blindness caused by cosmetic filler injection: a review of cause and therapy. Plast Reconstr Surg. 2014;134(6):1197–201. https://doi.org/10.1097/PRS.0000000000000754.

Ciancio F, Tarico MS, Giudice G, Perrotta RE. Early hyaluronidase use in preventing skin necrosis after treatment with dermal fillers: report of two cases. F1000Res. 2018;7:1388. Published 2018 Sep 3. https://doi.org/10.12688/f1000research.15568.2.

DeLorenzi C. New high dose pulsed hyaluronidase protocol for hyaluronic acid filler vascular adverse events. Aesthet Surg J. 2017;37(7):814–25. https://doi.org/10.1093/asj/sjw251.

Heydenrych I, Kapoor KM, De Boulle K, et al. A 10-point plan for avoiding hyaluronic acid dermal filler-related complications during facial aesthetic procedures and algorithms for management. Clin Cosmet Investig Dermatol. 2018;11:603–11. Published 2018 Nov 23. https://doi.org/10.2147/CCID.S180904.

King M, Convery C, Davies E. This month's guideline: the use of hyaluronidase in aesthetic practice (v2.4). J Clin Aesthet Dermatol. 2018;11(6):E61–8.

Koh IS, Lee W. Filler Complications. Berlin/Heidelberg: Springer; 2019.

Lazzeri D, Agostini T, Figus M, Nardi M, Pantaloni M, Lazzeri S. Blindness following cosmetic injections of the face. Plast Reconstr Surg. 2012;129(4):995–1012. https://doi.org/10.1097/PRS.0b013e3182442363.

Loh KT, Chua JJ, Lee HM, et al. Prevention and management of vision loss relating to facial filler injections. Singapore Med J. 2016;57(8):438–43. https://doi.org/10.11622/smedj.2016134.

Rohrich RJ, Bartlett EL, Dayan E. Practical approach and safety of hyaluronic acid fillers. Plast Reconstr Surg Glob Open. 2019;7(6):e2172. Published 2019 Jun 14. https://doi.org/10.1097/GOX.0000000000002172.

Signorini M, Liew S, Sundaram H, et al. Global aesthetics consensus: avoidance and management of complications from hyaluronic acid fillers-evidence- and opinion-based review and consensus recommendations. Plast Reconstr Surg. 2016;137(6):961e–71e. https://doi.org/10.1097/PRS.0000000000002184.

Snozzi P, van Loghem JAJ. Complication management following rejuvenation procedures with hyaluronic acid fillers-an algorithm-based approach. Plast Reconstr Surg Glob Open. 2018;6(12):e2061. Published 2018 Dec 17. https://doi.org/10.1097/GOX.0000000000002061.

Souza Felix Bravo B, Klotz De Almeida Balassiano L, Roos Mariano Da Rocha C, et al. Delayed-type necrosis after soft-tissue augmentation with hyaluronic acid. J Clin Aesthet Dermatol. 2015;8(12):42–7.

Tran AQ, Lee WW. Vision loss and blindness following fillers. J Dermatol Skin Sci. 2021;3(2):1–4.

Urdiales-Gálvez F, Delgado NE, Figueiredo V, et al. Treatment of soft tissue filler complications: expert consensus recommendations. Aesth Plast Surg. 2018;42(2):498–510. https://doi.org/10.1007/s00266-017-1063-0.

Literatur zu Abschn. 3.2

Alijotas-Reig J, Fernández-Figueras MT, Puig L. Inflammatory, immune-mediated adverse reactions related to soft tissue dermal fillers. Semin Arthritis Rheum. 2013;43(2):241–258. https://doi.org/10.1016/j.semarthrit.2013.02.001

Alijotas-Reig J, Fernández-Figueras MT, Puig L. Late-onset inflammatory adverse reactions related to soft tissue filler injections. Clin Rev Allergy Immunol. 2013;45(1):97–108. https://doi.org/10.1007/s12016-012-8348-5

Alijotas-Reig J, Fernández-Figueras MT, Puig L. Pseudocystic encapsulation: a late noninflammatory complication of hyaluronic acid filler injections. Dermatologic Surg. 2013;39(11):1726–1728. https://doi.org/10.1111/dsu.12316

American Society of plastic surgeons. Covid19-vaccine-dermal-fillers; 2021. https://www.plasticsurgery.org/for-medical-professionals/covid19-member-resources/covid19-vaccine-dermal-fillers. Zugegriffen am 07.03.2023

Bhojani-Lynch T. Late-onset inflammatory response to hyaluronic acid dermal fillers. Plast Reconstr Surg Glob Open. 2017;5(12):e1532. Published 2017 Dec 22. https://doi.org/10.1097/GOX.0000000000001532.

Bitterman-Deutsch O, Kogan L, Nasser F. Delayed immune mediated adverse effects to hyaluronic acid fillers: report of five cases and review of the literature. Dermatol Reports. 2015;7(1):5851. Published 2015 Mar 30. https://doi.org/10.4081/dr.2015.5851.

Brasch J, Becker D, Aberer W, et al. Guideline contact dermatitis: S1-Guidelines of the German Contact Allergy Group (DKG) of the German Dermatology Society (DDG), the Information Network of Dermatological Clinics (IVDK), the German Society for Allergology and Clinical Immunology (DGAKI), the Working Group for Occupational and Environmental Dermatology (ABD) of the DDG, the Medical Association of German Allergologists (AeDA), the Professional Association of German Dermatologists (BVDD) and the DDG. Allergo J Int. 2014;23(4):126–38. https://doi.org/10.1007/s40629-014-0013-5.

De Boulle K, Heydenrych I. Patient factors influencing dermal filler complications: prevention, assessment, and treatment. Clin Cosmet Investig Dermatol. 2015;8:205–214. Published 2015 Apr 15. https://doi.org/10.2147/CCID.S80446

Hahn J, Hoffmann TK, Bock B, Nordmann-Kleiner M, Trainotti S, Greve J. Angioedema. Dtsch Arztebl Int. 2017;114(29–30):489–96. https://doi.org/10.3238/arztebl.2017.0489.

Jiang D, Liang J, Noble PW. Hyaluronan as an immune regulator in human diseases. Physiol Rev. 2011;91(1):221–64. https://doi.org/10.1152/physrev.00052.2009.

3

King M, Convery C, Davies E. This month's guideline: the use of hyaluronidase in aesthetic practice (v2.4). J Clin Aesthet Dermatol. 2018;11(6):E61–E68.

Michon A. Hyaluronic acid soft tissue filler delayed inflammatory reaction following COVID-19 vaccination – a case report. J Cosmet Dermatol. 2021;20(9):2684–90. https://doi.org/10.1111/jocd.14312. Epub 2021 Jul 1. PMID: 34174156; PMCID: PMC8447415.

Philipp-Dormston WG, Bergfeld D, Sommer BM, et al. Consensus statement on prevention and management of adverse effects following rejuvenation procedures with hyaluronic acid-based fillers. J Eur Acad Dermatol Venereol. 2017;31(7):1088–95. https://doi.org/10.1111/jdv.14295.

Ring J, Beyer K, Biedermann T, et al. Guideline for acute therapy and management of anaphylaxis: S2-Guideline of the German Society for Allergology and Clinical Immunology (DGAKI), the Association of German Allergologists (AeDA), the Society of Pediatric Allergy and Environmental Medicine (GPA), the German Academy of Allergology and Environmental Medicine (DAAU), the German Professional Association of Pediatricians (BVKJ), the Austrian Society for Allergology and Immunology (ÖGAI), the Swiss Society for Allergy and Immunology (SGAI), the German Society of Anaesthesiology and Intensive Care Medicine (DGAI), the German Society of Pharmacology (DGP), the German Society for Psychosomatic Medicine (DGPM), the German Working Group of Anaphylaxis Training and Education (AGATE) and the patient organization German Allergy and Asthma Association (DAAB). Allergo J Int. 2014;23(3):96–112. https://doi.org/10.1007/s40629-014-0009-1.

Ring J, Beyer K, Biedermann T, et al. Guideline (S2k) on acute therapy and management of anaphylaxis: 2021 update: S2k-Guideline of the German Society for Allergology and Clinical Immunology (DGAKI), the Medical Association of German Allergologists (AeDA), the Society of Pediatric Allergology and Environmental Medicine (GPA), the German Academy of Allergology and Environmental Medicine (DAAU), the German Professional Association of Pediatricians (BVKJ), the Society for Neonatology and Pediatric Intensive Care (GNPI), the German Society of Dermatology (DDG), the Austrian Society for Allergology and Immunology (ÖGAI), the Swiss Society for Allergy and Immunology (SGAI), the German Society of Anaesthesiology and Intensive Care Medicine (DGAI), the German Society of Pharmacology (DGP), the German Respiratory Society (DGP), the patient organization German Allergy and Asthma Association (DAAB), the German Working Group of Anaphylaxis Training and Education (AGATE). Allergo J Int. 2021;30(1):1–25. https://doi.org/10.1007/s40629-020-00158-y.

Rowland-Warmann MJ. Hypersensitivity reaction to hyaluronic acid dermal filler following novel coronavirus infection – a case report. J Cosmet Dermatol. 2021;20(5):1557–62. https://doi.org/10.1111/jocd.14074.

Signorini M, Liew S, Sundaram H, et al. Global aesthetics consensus: avoidance and management of complications from hyaluronic acid fillers-evidence- and opinion-based review and consensus recommendations. Plast Reconstr Surg. 2016;137(6):961e–971e. https://doi.org/10.1097/PRS.0000000000002184

Snozzi P, van Loghem JAJ. Complication management following rejuvenation procedures with hyaluronic acid fillers-an algorithm-based approach. Plast Reconstr Surg Glob Open. 2018;6(12):e2061. Published 2018 Dec 17. https://doi.org/10.1097/GOX.0000000000002061

Urdiales-Gálvez F, Delgado NE, Figueiredo V, et al. Treatment of soft tissue filler complications: expert consensus recommendations. Aesth Plast Surg. 2018;42(2):498–510. https://doi.org/10.1007/s00266-017-1063-0

Zuberbier, et al. Deutsche S3-Leitlinie zur Klassifikation, Diagnostik und Therapie der Urtikaria, adaptiert von der internationalen S3-Leitlinie. AWMF-Leitlinienregister (013–028); 2022

Literatur zu Abschn. 3.3

Buhren BA, Schrumpf H, Hoff NP, Bölke E, Hilton S, Gerber PA. Hyaluronidase: from clinical applications to molecular and cellular mechanisms. Eur J Med Res. 2016;21:5. Published 2016 Feb 13. https://doi.org/10.1186/s40001-016-0201-5.

De Boulle K, Heydenrych I. Patient factors influencing dermal filler complications: prevention, assessment, and treatment. Clin Cosmet Investig Dermatol. 2015;8:205–214. Published 2015 Apr 15. https://doi.org/10.2147/CCID.S80446

Funt D, Pavicic T. Dermal fillers in aesthetics: an overview of adverse events and treatment approaches. Clin Cosmet Investig Dermatol. 2013;6:295–316. Published 2013 Dec 12. https://doi.org/10.2147/CCID.S50546

Hilton S, Schrumpf H, Buhren BA, Bölke E, Gerber PA. Hyaluronidase injection for the treatment of eyelid edema: a retrospective analysis of 20 patients. Eur J Med Res. 2014;19(1):30. Published 2014 May 28. https://doi.org/10.1186/2047-783X-19-30.

Ozturk CN, Li Y, Tung R, Parker L, Piliang MP, Zins JE. Complications following injection of soft-tissue fillers. Aesthet Surg J. 2013;33(6):862–877. https://doi.org/10.1177/1090820X13493638

Urdiales-Gálvez F, Delgado NE, Figueiredo V, et al. Treatment of soft tissue filler complications: expert consensus recommendations. Aesth Plast Surg. 2018;42(2):498–510. https://doi.org/10.1007/s00266-017-1063-0

Zuberbier et al. Deutsche S3-Leitlinie zur Klassifikation, Diagnostik und Therapie der Urtikaria, adaptiert von der internationalen S3-Leitlinie. AWMF-Leitlinienregister (013–028); 2022

Literatur zu Abschn. 3.5

De Boulle K, Heydenrych I. Patient factors influencing dermal filler complications: prevention, assessment, and treatment. Clin Cosmet Investig Dermatol. 2015;8:205–214. Published 2015 Apr 15. https://doi.org/10.2147/CCID.S80446

Literatur zu Abschn. 3.6

Davis EC, Callender VD. Postinflammatory hyperpigmentation: a review of the epidemiology, clinical features, and treatment options in skin of color. J Clin Aesthet Dermatol. 2010;3(7):20–31.

De Boulle K.. Management of complications after implantation of fillers. J Cosmet Dermatol. 2004;3(1):2–15. https://doi.org/10.1111/j.1473-2130.2004.00058.x

Hirsch RJ, Narurkar V, Carruthers J. Management of injected hyaluronic acid induced Tyndall effects. Lasers Surg Med. 2006;38(3):202–4. https://doi.org/10.1002/lsm.20283.

Sclafani AP, Fagien S. Treatment of injectable soft tissue filler complications. Dermatologic Surg. 2009;35(Suppl 2):1672–1680. https://doi.org/10.1111/j.1524-4725.2009.01346.x

Snozzi P, van Loghem JAJ. Complication management following rejuvenation procedures with hyaluronic acid fillers-an algorithm-based approach. Plast Reconstr Surg Glob Open. 2018;6(12):e2061. Published 2018 Dec 17. https://doi.org/10.1097/GOX.0000000000002061

Urdiales-Gálvez F, Delgado NE, Figueiredo V, et al. Treatment of soft tissue filler complications: expert consensus recommendations. Aesth Plast Surg. 2018;42(2):498–510. https://doi.org/10.1007/s00266-017-1063-0

Literatur zu Abschn. 3.7

Dayan SH, Arkins JP, Brindise R. Soft tissue fillers and biofilms. Facial Plast Surg. 2011;27(1):23–28. https://doi.org/10.1055/s-0030-1270415

De Boulle K, Heydenrych I. Patient factors influencing dermal filler complications: prevention, assessment, and treatment. Clin Cosmet Investig Dermatol. 2015;8:205–214. Published 2015 Apr 15. https://doi.org/10.2147/CCID.S80446

Heydenrych I, De Boulle K, Kapoor KM, Bertossi D. The 10-point plan 2021: updated concepts for improved procedural safety during facial filler treatments [published correction appears in Clin Cosmet Investig Dermatol. 2021 Nov 02;14:1601–1602]. Clin Cosmet Investig Dermatol. 2021;14:779–814. Published 2021 Jul 6. https://doi.org/10.2147/CCID.S315711.

Marusza W, Olszanski R, Sierdzinski J, et al. The impact of lifestyle upon the probability of late bacterial infection after soft-tissue filler augmentation. Infect Drug Resist. 2019;12:855–63. Published 2019 Apr 23. https://doi.org/10.2147/IDR.S200357.

Philipp-Dormston WG, Goodman GJ, De Boulle K, et al. Global approaches to the prevention and management of delayed-onset adverse reactions with hyaluronic acid-based fillers. Plast Reconstr Surg Glob Open. 2020;8(4):e2730. Published 2020 Apr 29. https://doi.org/10.1097/GOX.0000000000002730.

Philipp-Dormston WG, Bergfeld D, Sommer BM, et al. Consensus statement on prevention and management of adverse effects following rejuvenation procedures with hyaluronic acid-based fillers. J Eur Acad Dermatol Venereol. 2017;31(7):1088–1095. https://doi.org/10.1111/jdv.14295

Sunderkötter C, Becker K, Eckmann C, Graninger W, Kujath P, Schöfer H. S2k-Leitlinie Haut- und Weichgewebeinfektionen. Auszug aus „Kalkulierte parenterale Initialtherapie bakterieller Erkrankungen bei Erwachsenen – Update 2018". J Dtsch Dermatol Ges. 2019;17(3):345–71. https://doi.org/10.1111/ddg.13790_g.

Urdiales-Gálvez F, Delgado NE, Figueiredo V, et al. Treatment of soft tissue filler complications: expert consensus recommendations. Aesth Plast Surg. 2018;42(2):498-510. https://doi.org/10.1007/s00266-017-1063-0

Wang C, Sun T, Yu N, Wang X. Herpes reactivation after the injection of hyaluronic acid dermal filler: a case report and review of literature. Medicine (Baltimore). 2020;99(24):e20394. https://doi.org/10.1097/MD.0000000000020394.

Literatur zu Abschn. 3.8

Artzi O, Cohen JL, Dover JS, et al. Delayed inflammatory reactions to hyaluronic acid fillers: a literature review and proposed treatment algorithm. Clin Cosmet Investig Dermatol. 2020;13:371–378. Published 2020 May 18. https://doi.org/10.2147/CCID.S247171

De Boulle K. Management of complications after implantation of fillers. J Cosmet Dermatol 2004;3(1):2–15. https://doi.org/10.1111/j.1473-2130.2004.00058.x

De Boulle K, Heydenrych I. Patient factors influencing dermal filler complications: prevention, assessment, and treatment. Clin Cosmet Investig Dermatol. 2015;8:205–214. Published 2015 Apr 15. https://doi.org/10.2147/CCID.S80446

Heydenrych I, De Boulle K, Kapoor KM, Bertossi D. The 10-point plan 2021: updated concepts for improved procedural safety during facial filler treatments [published correction appears in Clin Cosmet Investig Dermatol. 2021 Nov 02;14:1601–1602]. Clin Cosmet Investig Dermatol. 2021;14:779–814. Published 2021 Jul 6. https://doi.org/10.2147/CCID.S315711

Heydenrych I, Kapoor KM, De Boulle K, et al. A 10-point plan for avoiding hyaluronic acid dermal filler-related complications during facial aesthetic procedures and algorithms for management. Clin Cosmet Investig Dermatol. 2018;11:603–611. Published 2018 Nov 23. https://doi.org/10.2147/CCID.S180904

Lee JM, Kim YJ. Foreign body granulomas after the use of dermal fillers: pathophysiology, clinical appearance, histologic features, and treatment. Arch Plast Surg. 2015;42(2):232–239. https://doi.org/10.5999/aps.2015.42.2.232

Lemperle G, Rullan PP, Gauthier-Hazan N. Avoiding and treating dermal filler complications. Plast Reconstr Surg. 2006;118(3 Suppl):92S–107S. https://doi.org/10.1097/01.prs.0000234672.69287.77

Marusza W, Olszanski R, Sierdzinski J, et al. The impact of lifestyle upon the probability of late bacterial infection after soft-tissue filler augmentation. Infect Drug Resist. 2019;12:855–863. Published 2019 Apr 23. https://doi.org/10.2147/IDR.S200357

Marusza W, Olszanski R, Sierdzinski J, et al. Treatment of late bacterial infections resulting from soft-tissue filler injections. Infect Drug Resist. 2019;12:469–480. Published 2019 Feb 20. https://doi.org/10.2147/IDR.S186996

Pecharki D, Petersen FC, Scheie AA. Role of hyaluronidase in Streptococcus intermedius biofilm. Microbiology (Reading). 2008;154(Pt 3):932-938. https://doi.org/10.1099/mic.0.2007/012393-0

Philipp-Dormston WG, Bergfeld D, Sommer BM, et al. Consensus statement on prevention and management of adverse effects following rejuvenation procedures with hyaluronic acid-based fillers. J Eur Acad Dermatol Venereol. 2017;31(7):1088–1095. https://doi.org/10.1111/jdv.14295

Philipp-Dormston WG, Goodman GJ, De Boulle K, et al. Global approaches to the prevention and management of delayed-onset adverse reactions with hyaluronic acid-based fillers. Plast Reconstr Surg Glob Open. 2020;8(4):e2730. Published 2020 Apr 29. https://doi.org/10.1097/GOX.0000000000002730

Poetschke J, Gauglitz GG. Aktuelle Optionen zur Behandlung pathologischer Narben. J Dtsch Dermatol Ges. 2016;14(5):467–78. https://doi.org/10.1111/ddg.13027_g.

Rohrich RJ, Bartlett EL, Dayan E. Practical approach and safety of hyaluronic acid fillers. Plast Reconstr Surg Glob Open. 2019;7(6):e2172. Published 2019 Jun 14. https://doi.org/10.1097/GOX.0000000000002172

Shumate GT, Chopra R, Jones D, Messina DJ, Hee CK. In vivo degradation of crosslinked hyaluronic acid fillers by exogenous hyaluronidases. Dermatologic Surg. 2018;44(8):1075–83. https://doi.org/10.1097/DSS.0000000000001525.

Signorini M, Liew S, Sundaram H, et al. Global aesthetics consensus: avoidance and management of complications from hyaluronic acid fillers-evidence- and opinion-based review and consensus recommendations. Plast Reconstr Surg 2016;137(6):961e–971e. https://doi.org/10.1097/PRS.0000000000002184

Snozzi P, van Loghem JAJ. Complication management following rejuvenation procedures with hyaluronic acid fillers-an algorithm-based approach. Plast Reconstr Surg Glob Open. 2018;6(12):e2061. Published 2018 Dec 17. https://doi.org/10.1097/GOX.0000000000002061

Urdiales-Gálvez F, Delgado NE, Figueiredo V, et al. Treatment of soft tissue filler complications: expert consensus recommendations. Aesth Plast Surg. 2018;42(2):498-510. https://doi.org/10.1007/s00266-017-1063-0

Weiterführende Literatur

Weiterführende Literatur zu Abschn. 3.1

Alijotas-Reig J, Fernández-Figueras MT, Puig L. Inflammatory, immune-mediated adverse reactions related to soft tissue dermal fillers. Semin Arthritis Rheum. 2013;43(2):241–58. https://doi.org/10.1016/j.semarthrit.2013.02.001.

Bailey SH, Cohen JL, Kenkel JM. Etiology, prevention, and treatment of dermal filler complications. Aesthet Surg J. 2011;31(1):110–21. https://doi.org/10.1177/1090820X10391083.

Banh K. Facial ischemia after hyaluronic acid injection. J Emerg Med. 2013;44(1):169–70. https://doi.org/10.1016/j.jemermed.2011.06.014.

Beleznay K, Humphrey S, Carruthers JD, Carruthers A. Vascular compromise from soft tissue augmentation: experience with 12 cases and recommendations for optimal outcomes. J Clin Aesthet Dermatol. 2014;7(9):37–43.

Brennan C. Avoiding the „danger zones" when injecting dermal fillers and volume enhancers. Plast Surg Nurs. 2014;34(3):108–13. https://doi.org/10.1097/PSN.0000000000000053.

Burgess C, Awosika O. Ethnic and gender considerations in the use of facial injectables: African-American patients. Plast Reconstr Surg. 2015;136(5 Suppl):28S–31S. https://doi.org/10.1097/PRS.0000000000001813.

Carruthers A, Carruthers J. Non-animal-based hyaluronic acid fillers: scientific and technical considerations. Plast Reconstr Surg. 2007;120(6 Suppl):33S–40S. https://doi.org/10.1097/01.prs.0000248808.75700.5f.

Carruthers JDA, Glogau RG, Blitzer A, Facial Aesthetics Consensus Group Faculty. Advances in facial rejuvenation: botulinum toxin type a, hyaluronic acid dermal fillers, and combination therapies consensus recommendations. Plast Reconstr Surg. 2008;121(5 Suppl):5S–30S. https://doi.org/10.1097/PRS.0b013e31816de8d0.

Casabona G. Blood aspiration test for cosmetic fillers to prevent accidental intravascular injection in the face. Dermatologic Surg. 2015;41(7):841–7. https://doi.org/10.1097/DSS.0000000000000395.

Chen Y, Wang W, Li J, Yu Y, Li L, Lu N. Fundus artery occlusion caused by cosmetic facial injections. Chin Med J. 2014;127(8):1434–7.

Chesnut C. Restoration of visual loss with retrobulbar hyaluronidase injection after hyaluronic acid filler. Dermatologic Surg. 2018;44(3):435–7. https://doi.org/10.1097/DSS.0000000000001237.

Cohen JL. Understanding, avoiding, and managing dermal filler complications. Dermatologic Surg. 2008;34(Suppl 1):S92–9. https://doi.org/10.1111/j.1524-4725.2008.34249.x.

Cohen JL, Biesman BS, Dayan SH, et al. Treatment of hyaluronic acid filler-induced impending necrosis with hyaluronidase: consensus recommendations. Aesthet Surg J. 2015;35(7):844–9. https://doi.org/10.1093/asj/sjv018.

Cox SE, Adigun CG. Complications of injectable fillers and neurotoxins. Dermatol Ther. 2011;24(6):524–36. https://doi.org/10.1111/j.1529-8019.2012.01455.x.

Dayan SH, Arkins JP, Brindise R. Soft tissue fillers and biofilms. Facial Plast Surg. 2011;27(1):23–8. https://doi.org/10.1055/s-0030-1270415.

De Boulle K, Heydenrych I. Patient factors influencing dermal filler complications: prevention, assessment, and treatment. Clin Cosmet Investig Dermatol. 2015;8:205–14. Published 2015 Apr 15. https://doi.org/10.2147/CCID.S80446.

DeLorenzi C. Complications of injectable fillers, part I. Aesthet Surg J. 2013;33(4):561–75. https://doi.org/10.1177/1090820X13484492.

DeLorenzi C. Complications of injectable fillers, part 2: vascular complications. Aesthet Surg J. 2014;34(4):584–600. https://doi.org/10.1177/1090820X14525035.

3

Fang M, Rahman E, Kapoor KM. Managing complications of submental artery involvement after hyaluronic acid filler injection in Chin region. Plast Reconstr Surg Glob Open. 2018;6(5):e1789. Published 2018 May 25. https://doi.org/10.1097/GOX.0000000000001789.

Feinendegen DL, Baumgartner RW, Schroth G, Mattle HP, Tschopp H. Middle cerebral artery occlusion AND ocular fat embolism after autologous fat injection in the face. J Neurol. 1998;245(1):53–4. https://doi.org/10.1007/s004150050177.

Fitzgerald R, Bertucci V, Sykes JM, Duplechain JK. Adverse reactions to injectable fillers. Facial Plast Surg. 2016;32(5):532–55. https://doi.org/10.1055/s-0036-1592340.

Funt D, Pavicic T. Dermal fillers in aesthetics: an overview of adverse events and treatment approaches. Clin Cosmet Investig Dermatol. 2013;6:295–316. Published 2013 Dec 12. https://doi.org/10.2147/CCID.S50546.

Gladstone HB, Cohen JL. Adverse effects when injecting facial fillers. Semin Cutan Med Surg. 2007;26(1):34–9. https://doi.org/10.1016/j.sder.2006.12.008.

Glaich AS, Cohen JL, Goldberg LH. Injection necrosis of the glabella: protocol for prevention and treatment after use of dermal fillers. Dermatologic Surg. 2006;32(2):276–81. https://doi.org/10.1111/j.1524-4725.2006.32052.x.

Glogau RG, Kane MA. Effect of injection techniques on the rate of local adverse events in patients implanted with nonanimal hyaluronic acid gel dermal fillers. Dermatologic Surg. 2008;34(Suppl 1):S105–9. https://doi.org/10.1111/j.1524-4725.2008.34251.x.

Goodman GJ, Roberts S, Callan P. Experience and management of intravascular injection with facial fillers: results of a multinational survey of experienced injectors. Aesth Plast Surg. 2016;40(4):549–55. https://doi.org/10.1007/s00266-016-0658-1.

Grunebaum LD, Bogdan Allemann I, Dayan S, Mandy S, Baumann L. The risk of alar necrosis associated with dermal filler injection. Dermatologic Surg. 2009;35(Suppl 2):1635–40. https://doi.org/10.1111/j.1524-4725.2009.01342.x.

Hadanny A, Maliar A, Fishlev G, Bechor Y, Bergan J, Friedman M, Avni I, Efrati S. Reversibility of retinal ischemia due to central retinal artery occlusion by hyperbaric oxygen. Clin Ophthalmol. 2016;11:115–25. https://doi.org/10.2147/OPTH.S121307. PMID: 28096655; PMCID: PMC5207437.

Harish S, Chiavaras MM, Kotnis N, Rebello R. MR imaging of skeletal soft tissue infection: utility of diffusion-weighted imaging in detecting abscess formation. Skeletal Radiol. 2011;40(3):285–94. https://doi.org/10.1007/s00256-010-0986-1.

Hayreh SS. Orbital vascular anatomy. Eye (Lond). 2006;20(10):1130–44. https://doi.org/10.1038/sj.eye.6702377.

Hirsch RJ, Cohen JL, Carruthers JD. Successful management of an unusual presentation of impending necrosis following a hyaluronic acid injection embolus and a proposed algorithm for management with hyaluronidase. Dermatologic Surg. 2007;33(3):357–60. https://doi.org/10.1111/j.1524-4725.2007.33073.x.

Hsiao SF, Huang YH. Partial vision recovery after iatrogenic retinal artery occlusion. BMC Ophthalmol. 2014;14:120. Published 2014 Oct 11. https://doi.org/10.1186/1471-2415-14-120.

Hu XZ, Hu JY, Wu PS, Yu SB, Kikkawa DO, Lu W. Posterior ciliary artery occlusion caused by hyaluronic acid injections into the forehead: a case report. Medicine (Baltimore). 2016;95(11):e3124. https://doi.org/10.1097/MD.0000000000003124.

Hwang CJ. Periorbital injectables: understanding and avoiding complications. J Cutan Aesthet Surg. 2016;9(2):73–9. https://doi.org/10.4103/0974-2077.184049.

Hwang CJ, Mustak H, Gupta AA, Ramos RM, Goldberg RA, Duckwiler GR. Role of retrobulbar hyaluronidase in filler-associated blindness: evaluation of fundus perfusion and electroretinogram readings in an animal model. Ophthalmic Plast Reconstr Surg. 2019;35(1):33–7. https://doi.org/10.1097/IOP.0000000000001132.

Inoue K, Sato K, Matsumoto D, Gonda K, Yoshimura K. Arterial embolization and skin necrosis of the nasal ala following injection of dermal fillers. Plast Reconstr Surg. 2008;121(3):127e–8e. https://doi.org/10.1097/01.prs.0000300188.82515.7f.

Khan TT, Colon-Acevedo B, Mettu P, DeLorenzi C, Woodward JA. An Anatomical analysis of the supratrochlear artery: considerations in facial filler injections and preventing vision loss. Aesthet Surg J. 2017;37(2):203–8. https://doi.org/10.1093/asj/sjw132.

Kim DW, Yoon ES, Ji YH, Park SH, Lee BI, Dhong ES. Vascular complications of hyaluronic acid fillers and the role of hyaluronidase in management. J Plast Reconstr Aesthet Surg. 2011;64(12):1590–5. https://doi.org/10.1016/j.bjps.2011.07.013.

Kim DY, Eom JS, Kim JY. Temporary blindness after an anterior chamber cosmetic filler injection. Aesth Plast Surg. 2015;39(3):428–30. https://doi.org/10.1007/s00266-015-0477-9.

Kim JH, Ahn DK, Jeong HS, Suh IS. Treatment algorithm of complications after filler injection: based on wound healing process. J Korean Med Sci. 2014;29 Suppl 3(Suppl 3):S176–82. https://doi.org/10.3346/jkms.2014.29.S3.S176.

Kim SN, Byun DS, Park JH, et al. Panophthalmoplegia and vision loss after cosmetic nasal dorsum injection. J Clin Neurosci. 2014;21(4):678–680. https://doi.org/10.1016/j.jocn.2013.05.018

Kim YK, Jung C, Woo SJ, Park KH. Cerebral angiographic findings of cosmetic facial filler-related ophthalmic and retinal artery occlusion. J Korean Med Sci. 2015;30(12):1847–1855. https://doi.org/10.3346/jkms.2015.30.12.1847

Kleydman K, Cohen JL, Marmur E. Nitroglycerin: a review of its use in the treatment of vascular occlusion after soft tissue augmentation. Dermatologic Surg. 2012;38(12):1889–97. https://doi.org/10.1111/dsu.12001.

Kwon SG, Hong JW, Roh TS, Kim YS, Rah DK, Kim SS. Ischemic oculomotor nerve palsy and skin necrosis caused by vascular embolization after hyaluronic acid filler injection: a case report. Ann Plast Surg. 2013;71(4):333–4. https://doi.org/10.1097/SAP.0b013e31824f21da.

Lee JI, Kang SJ, Sun H. Skin necrosis with oculomotor nerve palsy due to a hyaluronic acid filler injection [published correction appears in Arch Plast Surg. 2017 Nov;44(6):575–576]. Arch Plast Surg. 2017;44(4):340–3. https://doi.org/10.5999/aps.2017.44.4.340.

Li X, Du L, Lu JJ. A novel hypothesis of visual loss secondary to cosmetic facial filler injection. Ann Plast Surg. 2015;75(3):258–60. https://doi.org/10.1097/SAP.0000000000000572.

Liew S, Wu WT, Chan HH, et al. Consensus on changing trends, attitudes, and concepts of Asian beauty. Aesth Plast Surg. 2016;40(2):193–201. https://doi.org/10.1007/s00266-015-0562-0.

Lowe NJ, Maxwell CA, Patnaik R. Adverse reactions to dermal fillers: review. Dermatologic Surg. 2005;31(11 Pt 2):1616–25.

Ozturk CN, Li Y, Tung R, Parker L, Piliang MP, Zins JE. Complications following injection of soft-tissue fillers. Aesthet Surg J. 2013;33(6):862–77. https://doi.org/10.1177/1090820X13493638.

Park KH, Kim YK, Woo SJ, et al. Iatrogenic occlusion of the ophthalmic artery after cosmetic facial filler injections: a national survey by the Korean Retina Society. JAMA Ophthalmol. 2014;132(6):714–23. https://doi.org/10.1001/jamaophthalmol.2013.8204.

Park SH, Sun HJ, Choi KS. Sudden unilateral visual loss after autologous fat injection into the nasolabial fold. Clin Ophthalmol. 2008;2(3):679–83.

Park SW, Woo SJ, Park KH, Huh JW, Jung C, Kwon OK. Iatrogenic retinal artery occlusion caused by cosmetic facial filler injections. Am J Ophthalmol. 2012;154(4):653–662.e1. https://doi.org/10.1016/j.ajo.2012.04.019.

Park TH, Seo SW, Kim JK, Chang CH. Clinical experience with hyaluronic acid-filler complications. J Plast Reconstr Aesthet Surg. 2011;64(7):892–6. https://doi.org/10.1016/j.bjps.2011.01.008.

Peter S, Mennel S. Retinal branch artery occlusion following injection of hyaluronic acid (Restylane). Clin Experiment Ophthalmol. 2006;34(4):363–4. https://doi.org/10.1111/j.1442-9071.2006.01224.x.

Quezada-Gaón N, Wortsman X. Ultrasound-guided hyaluronidase injection in cosmetic complications. J Eur Acad Dermatol Venereol. 2016;30(10):e39–40. https://doi.org/10.1111/jdv.13286.

Rayess HM, Svider PF, Hanba C, et al. A cross-sectional analysis of adverse events and litigation for injectable fillers. JAMA Facial Plast Surg. 2018;20(3):207–14. https://doi.org/10.1001/jamafacial.2017.1888.

Rzany B, DeLorenzi C. Understanding, avoiding, and managing severe filler complications. Plast Reconstr Surg. 2015;136(5 Suppl):196S–203S. https://doi.org/10.1097/PRS.0000000000001760.

Sclafani AP, Fagien S. Treatment of injectable soft tissue filler complications. Dermatologic Surg. 2009;35(Suppl 2):1672–80. https://doi.org/10.1111/j.1524-4725.2009.01346.x.

Shoughy SS. Visual loss following cosmetic facial filler injection. Arq Bras Oftalmol. 2019;82(6):511–3. Published 2019 Sep 12. https://doi.org/10.5935/0004-2749.20190092.

Sito G, Manzoni V, Sommariva R. Vascular complications after facial filler injection: a literature review and meta-analysis. J Clin Aesthet Dermatol. 2019;12(6):E65–72.

Sperling B, Bachmann F, Hartmann V, Erdmann R, Wiest L, Rzany B. The current state of treatment of adverse reactions to injectable fillers. Dermatologic Surg. 2010;36(Suppl 3):1895–904. https://doi.org/10.1111/j.1524-4725.2010.01782.x.

Sun ZS, Zhu GZ, Wang HB, et al. Clinical outcomes of impending nasal skin necrosis related to nose and nasolabial fold augmentation with hyaluronic acid fillers. Plast Reconstr Surg. 2015;136(4):434e–41e. https://doi.org/10.1097/PRS.0000000000001579.

Wikipedia. Ischämischer Schlaganfall; 2022. https://de.wikipedia.org/wiki/Ischämischer Schlaganfall. Zugegriffen am 04.09.2022

Wu S, Pan L, Wu H, et al. Anatomic study of ophthalmic artery embolism following cosmetic injection. J Craniofac Surg. 2017;28(6):1578–81. https://doi.org/10.1097/SCS.0000000000003674.

Zhang L, Pan L, Xu H, et al. Clinical observations and the anatomical basis of blindness after facial hyaluronic acid injection [published correction appears in Aesthetic Plast Surg. 2020 Oct;44(5):1953]. Aesth Plast Surg. 2019;43(4):1054–60. https://doi.org/10.1007/s00266-019-01374-w.

Zhu GZ, Sun ZS, Liao WX, et al. Efficacy of retrobulbar hyaluronidase injection for vision loss resulting from hyaluronic acid filler embolization. Aesthet Surg J. 2017;38(1):12–22. https://doi.org/10.1093/asj/sjw216.

Weiterführende Literatur zu Abschn. 3.2

Adams DO. The granulomatous inflammatory response. A review. Am J Pathol. 1976;84(1):164–92.

Alhede M, Er Ö, Eickhardt S, et al. Bacterial biofilm formation and treatment in soft tissue fillers. Pathog Dis. 2014;70(3):339–46. https://doi.org/10.1111/2049-632X.12139.

Alijotas-Reig J, Miró-Mur F, Planells-Romeu I, Garcia-Aranda N, Garcia-Gimenez V, Vilardell-Tarrés M. Are bacterial growth and/or chemotaxis increased by filler injections? Implications for the pathogenesis and treatment of filler-related granulomas. Dermatology. 2010;221(4):356–64. https://doi.org/10.1159/000321329.

Al-Shraim M, Jaragh M, Geddie W. Granulomatous reaction to injectable hyaluronic acid (Restylane) diagnosed by fine needle biopsy. J Clin Pathol. 2007;60(9):1060–1. https://doi.org/10.1136/jcp.2007.048330.

Altmeyer P, Bacharach-Buhles M, Schröder-Bergmann SL. Altmeyers Enzyklopedie: Allergie; 2022. https://www.altmeyers.org/de/dermatologie/allergie-ubersicht-364. Zugegriffen am 03.06.2023

AMBOSS GmbH. Angioödem; 2023. https://www.amboss.com/de/wissen/Angioödem/. Zugegriffen am 03.06.2023

Arron ST, Neuhaus IM. Persistent delayed-type hypersensitivity reaction to injectable non-animal-stabilized hyaluronic acid. J Cosmet Dermatol. 2007;6(3):167–71. https://doi.org/10.1111/j.1473-2165.2007.00331.x.

Bailey SH, Cohen JL, Kenkel JM. Etiology, prevention, and treatment of dermal filler complications. Aesthet Surg J. 2011;31(1):110–121. https://doi.org/10.1177/1090820X10391083

Beleznay K, Carruthers JD, Carruthers A, Mummert ME, Humphrey S. Delayed-onset nodules secondary to a smooth cohesive 20 mg/mL hyaluronic acid filler: cause and management. Dermatologic Surg. 2015;41(8):929–939. https://doi.org/10.1097/DSS.0000000000000418

Brasch J. Allergische Reaktionen vom Spättyp: Fallstricke bei der Diagnose. Dtsch Arztebl. 2019;116(7):24. https://doi.org/10.3238/PersPneumo.2019.02.15.004.

Brody HJ. Use of hyaluronidase in the treatment of granulomatous hyaluronic acid reactions or unwanted hyaluronic acid misplacement [published correction appears in Dermatol Surg. 2008 Jan;34(1):135]. Dermatologic Surg. 2005;31(8 Pt 1):893–7. https://doi.org/10.1097/00042728-200508000-00001.

Christensen L. Normal and pathologic tissue reactions to soft tissue gel fillers. Dermatologic Surg. 2007;33(Suppl 2):S168–75. https://doi.org/10.1111/j.1524-4725.2007.33357.x.

Christensen L, Breiting V, Janssen M, Vuust J, Hogdall E. Adverse reactions to injectable soft tissue permanent fillers. Aesth Plast Surg. 2005;29(1):34–48. https://doi.org/10.1007/s00266-004-0113-6.

Christensen L, Breiting V, Bjarnsholt T, et al. Bacterial infection as a likely cause of adverse reactions to polyacrylamide hydrogel fillers in cosmetic surgery. Clin Infect Dis. 2013;56(10):1438–44. https://doi.org/10.1093/cid/cit067.

Cohen JL. Understanding, avoiding, and managing dermal filler complications. Dermatologic Surg. 2008;34(Suppl 1):S92–S99. https://doi.org/10.1111/j.1524-4725.2008.34249.x

Dayan SH. Complications from toxins and fillers in the dermatology clinic: recognition, prevention, and treatment. Facial Plast Surg Clin North Am. 2013;21:663–73.

Dayan SH, Arkins JP, Brindise R. Soft tissue fillers and biofilms. Facial Plast Surg. 2011;27(1):23–28. https://doi.org/10.1055/s-0030-1270415

De Boulle K. Management of complications after implantation of fillers. J Cosmet Dermatol. 2004;3(1):2–15. https://doi.org/10.1111/j.1473-2130.2004.00058.x.

DeLorenzi C. Complications of injectable fillers, part I. Aesthet Surg J. 2013;33(4):561-575. https://doi.org/10.1177/1090820X13484492

Deutscher Allergie und Asthmabund. Latexallergie (o. J.); 2023. https://www.daab.de/haut/kontakt-allergie/hauptausloeser/latex/. Zugegriffen am 30.10.2022

Doccheck Flexicon. Allergie; 2021. https://flexikon.doccheck.com/de/Allergie. Zugegriffen am 07.03.2021

Fan X, Dong M, Li T, Ma Q, Yin Y. Two cases of adverse reactions of hyaluronic acid-based filler injections. Plast Reconstr Surg Glob Open. 2016;4(12):e1112. Published 2016 Dec 7. https://doi.org/10.1097/GOX.0000000000001112.

Funt D, Pavicic T. Dermal fillers in aesthetics: an overview of adverse events and treatment approaches. Plast Surg Nurs. 2015;35(1):13–32. https://doi.org/10.1097/PSN.0000000000000087.

Funt D, Pavicic T. Dermal fillers in aesthetics: an overview of adverse events and treatment approaches. Clin Cosmet Investig Dermatol. 2013;6:295–316. Published 2013 Dec 12. https://doi.org/10.2147/CCID.S50546

Girish KS, Kemparaju K. The magic glue hyaluronan and its eraser hyaluronidase: a biological overview. Life Sci. 2007;80(21):1921–43. https://doi.org/10.1016/j.lfs.2007.02.037.

Glaich AS, Cohen JL, Goldberg LH. Injection necrosis of the glabella: protocol for prevention and treatment after use of dermal fillers. Dermatologic Surg. 2006;32(2):276–281. https://doi.org/10.1111/j.1524-4725.2006.32052.x

Heydenrych I, Kapoor KM, De Boulle K, et al. A 10-point plan for avoiding hyaluronic acid dermal filler-related complications during facial aesthetic procedures and algorithms for management. Clin Cosmet Investig Dermatol. 2018;11:603–611. Published 2018 Nov 23. https://doi.org/10.2147/CCID.S180904

Lee JM, Kim YJ. Foreign body granulomas after the use of dermal fillers: pathophysiology, clinical appearance, histologic features, and treatment. Arch Plast Surg. 2015;42(2):232–9. https://doi.org/10.5999/aps.2015.42.2.232.

Lemperle G, Gauthier-Hazan N. Foreign body granulomas after all injectable dermal fillers: part 2. Treatment options. Plast Reconstr Surg. 2009;123(6):1864–73. https://doi.org/10.1097/PRS.0b013e3181858f4f.

Lemperle G, Rullan PP, Gauthier-Hazan N. Avoiding and treating dermal filler complications. Plast Reconstr Surg. 2006;118(3 Suppl):92S–107S. https://doi.org/10.1097/01.prs.0000234672.69287.77.

Lemperle G, Gauthier-Hazan N, Wolters M, Eisemann-Klein M, Zimmermann U, Duffy DM. Foreign body granulomas after all injectable dermal fillers: part 1. Possible causes. Plast Reconstr Surg. 2009;123(6):1842–63. https://doi.org/10.1097/PRS.0b013e31818236d7.

Loh KTD, Phoon YS, Phua V, Kapoor KM. Successfully managing impending skin necrosis following hyaluronic acid filler injection, using high-dose pulsed hyaluronidase. Plast Reconstr Surg Glob Open. 2018;6(2):e1639. Published 2018 Feb 9. https://doi.org/10.1097/GOX.0000000000001639.

Lowe NJ, Maxwell CA, Patnaik R. Adverse reactions to dermal fillers: review. Dermatologic Surg. 2005;31(11 Pt 2):1616–1625

Mikkilineni R, Wipf A, Farah R, Sadick N. New classification schemata of hypersensitivity adverse effects after hyaluronic acid injections: pathophysiology, treatment algorithm, and prevention. Dermatologic Surg. 2020;46(11):1404–9. https://doi.org/10.1097/DSS.0000000000002385.

Monheit GD, Rohrich RJ. The nature of long-term fillers and the risk of complications. Dermatologic Surg. 2009;35(Suppl 2):1598–604. https://doi.org/10.1111/j.1524-4725.2009.01336.x.

Ozturk CN, Li Y, Tung R, Parker L, Piliang MP, Zins JE. Complications following injection of soft-tissue fillers. Aesthet Surg J. 2013;33(6):862–877. https://doi.org/10.1177/1090820X13493638

Pecharki D, Petersen FC, Scheie AA. Role of hyaluronidase in Streptococcus intermedius biofilm. Microbiology (Reading). 2008;154(Pt 3):932–8. https://doi.org/10.1099/mic.0.2007/012393-0.

Rongioletti F. Complications granulomateuses des techniques de comblement [Granulomatous reactions from aesthetic dermal micro-implants]. Ann Dermatol Venereol. 2008;135(1 Pt 2):1S59–65. https://doi.org/10.1016/S0151-9638(08)70213-8.

Ruenger TM. Msd Manual: Kontaktekzem; 2021. https://www.msdmanuals.com/de-de/profi/erkrankungen-der-haut/dermatitis/kontaktekzem. Zugegriffen am 30.10.2022

Rzany B, DeLorenzi C. Understanding, avoiding, and managing severe filler complications. Plast Reconstr Surg. 2015;136(5 Suppl):196S–203S. https://doi.org/10.1097/PRS.0000000000001760

3

Scheibner KA, Lutz MA, Boodoo S, Fenton MJ, Powell JD, Horton MR. Hyaluronan fragments act as an endogenous danger signal by engaging TLR2. J Immunol. 2006;177(2):1272–81. https://doi.org/10.4049/jimmunol.177.2.1272.

Sclafani AP, Fagien S. Treatment of injectable soft tissue filler complications. Dermatologic Surg. 2009;35(Suppl 2):1672–1680. https://doi.org/10.1111/j.1524-4725.2009.01346.x

Sticherling M. Immunologisch bedingte Hypersensitivitätsreaktionen vom Soforttyp. In: Schölmerich J, Herausgeber. Medizinische Therapie 2007l2008. Berlin/Heidelberg: Springer; 2007. https://doi.org/10.1007/978-3-540-48554-4_11.

Turkmani MG, De Boulle K, Philipp-Dormston WG. Delayed hypersensitivity reaction to hyaluronic acid dermal filler following influenza-like illness. Clin Cosmet Investig Dermatol. 2019;12:277–83. Published 2019 Apr 29. https://doi.org/10.2147/CCID.S198081.

Van Dyke S, Hays GP, Caglia AE, Caglia M. Severe acute local reactions to a hyaluronic acid-derived dermal filler. J Clin Aesthet Dermatol. 2010;3(5):32–5.

Watad A, Bragazzi NL, McGonagle D, et al. Autoimmune/inflammatory syndrome induced by adjuvants (ASIA) demonstrates distinct autoimmune and autoinflammatory disease associations according to the adjuvant subtype: insights from an analysis of 500 cases. Clin Immunol. 2019;203:1–8. https://doi.org/10.1016/j.clim.2019.03.007.

Wikipedia. Anaphylaxie; 2023. https://de.wikipedia.org/wiki/Anaphylaxie. Zugegriffen am 08.05.2023

Williams GT, Williams WJ. Granulomatous inflammation a review. J Clin Pathol. 1983;36(7):723–33. https://doi.org/10.1136/jcp.36.7.723.

Weiterführende Literatur zu Abschn. 3.3

Alijotas-Reig J, Fernández-Figueras MT, Puig L. Late-onset inflammatory adverse reactions related to soft tissue filler injections. Clin Rev Allergy Immunol. 2013;45(1):97–108. https://doi.org/10.1007/s12016-012-8348-5

Arron ST, Neuhaus IM. Persistent delayed-type hypersensitivity reaction to injectable non-animal-stabilized hyaluronic acid. J Cosmet Dermatol. 2007;6(3):167–171. https://doi.org/10.1111/j.1473-2165.2007.00331.x

Beleznay K, Carruthers JD, Carruthers A, Mummert ME, Humphrey S. Delayed-onset nodules secondary to a smooth cohesive 20 mg/mL hyaluronic acid filler: cause and management. Dermatologic Surg. 2015;41(8):929–939. https://doi.org/10.1097/DSS.0000000000000418

Bhojani-Lynch T. Late-onset inflammatory response to hyaluronic acid dermal fillers. Plast Reconstr Surg Glob Open. 2017;5(12):e1532. Published 2017 Dec 22. https://doi.org/10.1097/GOX.0000000000001532

Cassuto D, Marangoni O, De Santis G, Christensen L. Advanced laser techniques for filler-induced complications. Dermatologic Surg. 2009;35(Suppl 2):1689–95. https://doi.org/10.1111/j.1524-4725.2009.01348.x.

Dayan SH, Arkins JP, Brindise R. Soft tissue fillers and biofilms. Facial Plast Surg. 2011;27(1):23–28. https://doi.org/10.1055/s-0030-1270415

De Boulle K. Management of complications after implantation of fillers. J Cosmet Dermatol. 2004;3(1):2–15. https://doi.org/10.1111/j.1473-2130.2004.00058.x

Doccheck Flexicon. Allergie; 2021. https://flexikon.doccheck.com/de/Allergie. Zugegriffen am 07.03.2021

Fitzgerald R, Bertucci V, Sykes JM, Duplechain JK. Adverse reactions to injectable fillers. Facial Plast Surg. 2016;32(5):532–555. https://doi.org/10.1055/s-0036-1592340

Funt DK. Avoiding malar edema during midface/cheek augmentation with dermal fillers. J Clin Aesthet Dermatol. 2011;4(12):32–6.

Glaich AS, Cohen JL, Goldberg LH. Injection necrosis of the glabella: protocol for prevention and treatment after use of dermal fillers. Dermatologic Surg. 2006;32(2):276–281. https://doi.org/10.1111/j.1524-4725.2006.32052.x

Hahn J, Hoffmann TK, Bock B, Nordmann-Kleiner M, Trainotti S, Greve J. Angioedema. Dtsch Arztebl Int. 2017;114(29–30):489–496. https://doi.org/10.3238/arztebl.2017.0489

Hartmann D, Ruzicka T, Gauglitz GG. Complications associated with cutaneous aesthetic procedures. J Dtsch Dermatol Ges. 2015;13(8):778–86. https://doi.org/10.1111/ddg.12757.

King M, Convery C, Davies E. This month's guideline: the use of hyaluronidase in aesthetic practice (v2.4). J Clin Aesthet Dermatol. 2018;11(6):E61–E68.

Kleydman K, Cohen JL, Marmur E. Nitroglycerin: a review of its use in the treatment of vascular occlusion after soft tissue augmentation. Dermatologic Surg. 2012;38(12):1889–1897. https://doi.org/10.1111/dsu.12001

Lemperle G, Gauthier-Hazan N. Foreign body granulomas after all injectable dermal fillers: part 2. Treatment options. Plast Reconstr Surg. 2009;123(6):1864–1873. https://doi.org/10.1097/PRS.0b013e3181858f4f

Loh KTD, Phoon YS, Phua V, Kapoor KM. Successfully managing impending skin necrosis following hyaluronic acid filler injection, using high-dose pulsed hyaluronidase. Plast Reconstr Surg Glob Open. 2018;6(2):e1639. Published 2018 Feb 9. https://doi.org/10.1097/GOX.0000000000001639

Lowe NJ, Maxwell CA, Patnaik R. Adverse reactions to dermal fillers: review. Dermatologic Surg. 2005;31(11 Pt 2):1616–1625

Micheels P. Human anti-hyaluronic acid antibodies: is it possible? Dermatologic Surg. 2001;27(2):185–91. https://doi.org/10.1046/j.1524-4725.2001.00248.x.

Rohrich RJ, Bartlett EL, Dayan E. Practical approach and safety of hyaluronic acid fillers. Plast Reconstr Surg Glob Open. 2019;7(6):e2172. Published 2019 Jun 14. https://doi.org/10.1097/GOX.0000000000002172

Signorini M, Liew S, Sundaram H, et al. Global aesthetics consensus: avoidance and management of complications from hyaluronic acid fillers-evidence- and opinion-based review and consensus recommendations. Plast Reconstr Surg. 2016;137(6):961e–971e. https://doi.org/10.1097/PRS.0000000000002184

Snozzi P, van Loghem JAJ. Complication management following rejuvenation procedures with hyaluronic acid fillers-an algorithm-based approach. Plast Reconstr Surg Glob Open. 2018;6(12):e2061. Published 2018 Dec 17. https://doi.org/10.1097/GOX.0000000000002061

Taylor SC, Burgess CM, Callender VD. Safety of nonanimal stabilized hyaluronic acid dermal fillers in patients with skin of color: a randomized, evaluator-blinded comparative trial. Dermatologic Surg. 2009;35(Suppl 2):1653–60. https://doi.org/10.1111/j.1524-4725.2009.01344.x.

Turkmani MG, De Boulle K, Philipp-Dormston WG. Delayed hypersensitivity reaction to hyaluronic acid dermal filler following influenza-like illness. Clin Cosmet Investig Dermatol. 2019;12:277–283. Published 2019 Apr 29. https://doi.org/10.2147/CCID.S198081

Van Dyke S, Hays GP, Caglia AE, Caglia M. Severe acute local reactions to a hyaluronic acid-derived dermal filler. J Clin Aesthet Dermatol. 2010;3(5):32–35

Weiterführende Literatur zu Abschn. 3.4

Lemperle G, Gauthier-Hazan N. Foreign body granulomas after all injectable dermal fillers: part 2. Treatment options. Plast Reconstr Surg. 2009;123(6):1864–1873. https://doi.org/10.1097/PRS.0b013e3181858f4f

Philipp-Dormston WG, Bergfeld D, Sommer BM, et al. Consensus statement on prevention and management of adverse effects following rejuvenation procedures with hyaluronic acid-based fillers. J Eur Acad Dermatol Venereol. 2017;31(7):1088–1095. https://doi.org/10.1111/jdv.14295

Signorini M, Liew S, Sundaram H, et al. Global aesthetics consensus: avoidance and management of complications from hyaluronic acid fillers-evidence- and opinion-based review and consensus recommendations. Plast Reconstr Surg. 2016;137(6):961e–971e. https://doi.org/10.1097/PRS.0000000000002184

Weiterführende Literatur zu Abschn. 3.5

Urdiales-Gálvez F, Delgado NE, Figueiredo V, et al. Treatment of soft tissue filler complications: expert consensus recommendations. Aesth Plast Surg. 2018;42(2):498–510. https://doi.org/10.1007/s00266-017-1063-0

Wikipedia. Parotitis; 2023. https://de.wikipedia.org/wiki/Parotitis. Zugegriffen am 12.06.2023

Weiterführende Literatur zu Abschn. 3.6

Cohen JL, Biesman BS, Dayan SH, et al. Treatment of hyaluronic acid filler-induced impending necrosis with hyaluronidase: consensus recommendations. Aesthet Surg J. 2015;35(7):844–849. https://doi.org/10.1093/asj/sjv018

De Boulle K, Heydenrych I. Patient factors influencing dermal filler complications: prevention, assessment, and treatment. Clin Cosmet Investig Dermatol. 2015;8:205–214. Published 2015 Apr 15. https://doi.org/10.2147/CCID.S80446

DeLorenzi C. Complications of injectable fillers, part I. Aesthet Surg J. 2013;33(4):561-575. https://doi.org/10.1177/1090820X13484492

Douse-Dean T, Jacob CI. Fast and easy treatment for reduction of the Tyndall effect secondary to cosmetic use of hyaluronic acid. J Drugs Dermatol. 2008;7(3):281–3.

Ducray Laboratoires Dermatologiques. Postinflammatorische Hyperpigmentierung; 2023. https://www.ducray.com/de-de/hyperpigmentierung/ursachen/post-inflammatorische-narben. Zugegriffen am 25.02.2023

Fitzgerald R, Bertucci V, Sykes JM, Duplechain JK. Adverse reactions to injectable fillers. Facial Plast Surg. 2016;32(5):532–555. https://doi.org/10.1055/s-0036-1592340

Funt D, Pavicic T. Dermal fillers in aesthetics: an overview of adverse events and treatment approaches. Plast Surg Nurs. 2015;35(1):13–32. https://doi.org/10.1097/PSN.0000000000000087

Gladstone HB, Cohen JL. Adverse effects when injecting facial fillers. Semin Cutan Med Surg. 2007;26(1):34–39. https://doi.org/10.1016/j.sder.2006.12.008

Glass GE, Tzafetta K. Optimising treatment of Bell's Palsy in primary care: the need for early appropriate referral. Br J Gen Pract. 2014;64(629):e807–9. https://doi.org/10.3399/bjgp14X683041.

Glod Magazin. Postinflammatorische Hyperpigmentierung: Das hilft gegen die Hautflecken; 2023. https://magazin.nordiccosmetics.de/postinflammatorische-hyperpigmentierung/. Zugegriffen am 25.02.2023

Heath CR, Taylor SC. Fillers in the skin of color population. J Drugs Dermatol. 2011;10(5):494–8.

Hermesch CB, Hilton TJ, Biesbrock AR, et al. Perioperative use of 0.12% chlorhexidine gluconate for the prevention of alveolar osteitis: efficacy and risk factor analysis. Oral Surg Oral Med Oral Pathol Oral Radiol Endod. 1998;85(4):381–7. https://doi.org/10.1016/s1079-2104(98)90061-0.

King M. The management of bruising following nonsurgical cosmetic treatment. J Clin Aesthet Dermatol. 2017;10(2):E1–4.

King M, Convery C, Davies E. This month's guideline: the use of hyaluronidase in aesthetic practice (v2.4). J Clin Aesthet Dermatol. 2018;11(6):E61–E68.

Philipp-Dormston WG, Bergfeld D, Sommer BM, et al. Consensus statement on prevention and management of adverse effects following rejuvenation procedures with hyaluronic acid-based fillers. J Eur Acad Dermatol Venereol. 2017;31(7):1088–1095. https://doi.org/10.1111/jdv.14295

Rohrich RJ, Bartlett EL, Dayan E. Practical approach and safety of hyaluronic acid fillers. Plast Reconstr Surg Glob Open. 2019;7(6):e2172. Published 2019 Jun 14. https://doi.org/10.1097/GOX.0000000000002172

Shah NS, Lazarus MC, Bugdodel R, et al. The effects of topical vitamin K on bruising after laser treatment. J Am Acad Dermatol. 2002;47(2):241–4. https://doi.org/10.1067/mjd.2002.120465.

Signorini M, Liew S, Sundaram H, et al. Global aesthetics consensus: avoidance and management of complications from hyaluronic acid fillers-evidence- and opinion-based review and consensus recommendations. Plast Reconstr Surg. 2016;137(6):961e-971e. https://doi.org/10.1097/PRS.0000000000002184

Taylor SC, Burgess CM, Callender VD. Safety of nonanimal stabilized hyaluronic acid dermal fillers in patients with skin of color: a randomized, evaluator-blinded comparative trial. Dermatologic Surg. 2009;35(Suppl 2):1653–1660. https://doi.org/10.1111/j.1524-4725.2009.01344.x

Toole BP. Hyaluronan: from extracellular glue to pericellular cue. Nat Rev Cancer. 2004;4(7):528–39. https://doi.org/10.1038/nrc1391.

Weiterführende Literatur zu Abschn. 3.7

AMBOSS GmbH. Virostatika; 2022. https://www.amboss.com/de/wissen/Virostatika#Z48f120f98e-b452825a548eca39361608. Zugegriffen am 27.02.2022

Artzi O, Cohen JL, Dover JS, et al. Delayed inflammatory reactions to hyaluronic acid fillers: a literature review and proposed treatment algorithm. Clin Cosmet Investig Dermatol. 2020;13:371–8. Published 2020 May 18. https://doi.org/10.2147/CCID.S247171.

Bailey SH, Cohen JL, Kenkel JM. Etiology, prevention, and treatment of dermal filler complications. Aesthet Surg J. 2011;31(1):110-121. https://doi.org/10.1177/1090820X10391083

Chiang YZ, Pierone G, Al-Niaimi F. Dermal fillers: pathophysiology, prevention and treatment of complications. J Eur Acad Dermatol Venereol. 2017;31(3):405–13. https://doi.org/10.1111/jdv.13977.

Christensen LH. Host tissue interaction, fate, and risks of degradable and nondegradable gel fillers. Dermatologic Surg. 2009;35(Suppl 2):1612–9. https://doi.org/10.1111/j.1524-4725.2009.01338.x.

Cohen JL. Understanding, avoiding, and managing dermal filler complications. Dermatologic Surg. 2008;34 Suppl 1:S92–S99. https://doi.org/10.1111/j.1524-4725.2008.34249.x

Dayan SH. Complications from toxins and fillers in the dermatology clinic: recognition, prevention, and treatment. Facial Plast Surg Clin North Am. 2013;21(4):663–673. https://doi.org/10.1016/j.fsc.2013.07.008

DeLorenzi C. Complications of injectable fillers, part I. Aesthet Surg J. 2013;33(4):561–575. https://doi.org/10.1177/1090820X13484492

Dougherty AL, Rashid RM, Bangert CA. Angioedema-type swelling and herpes simplex virus reactivation following hyaluronic acid injection for lip augmentation. J Am Acad Dermatol. 2011;65(1):e21–2. https://doi.org/10.1016/j.jaad.2010.11.043.

Fitzgerald R, Bertucci V, Sykes JM, Duplechain JK. Adverse reactions to injectable fillers. Facial Plast Surg. 2016;32(5):532–555. https://doi.org/10.1055/s-0036-1592340

Fujimura S, Sato T, Mikami T, Kikuchi T, Gomi K, Watanabe A. Combined efficacy of clarithromycin plus cefazolin or vancomycin against Staphylococcus aureus biofilms formed on titanium medical devices. Int J Antimicrob Agents. 2008;32(6):481–4. https://doi.org/10.1016/j.ijantimicag.2008.06.030.

Fujimura S, Sato T, Hayakawa S, Kawamura M, Furukawa E, Watanabe A. Antimicrobial efficacy of combined clarithromycin plus daptomycin against biofilms-formed methicillin-resistant Staphylococcus aureus on titanium medical devices. J Infect Chemother. 2015;21(10):756–9. https://doi.org/10.1016/j.jiac.2015.06.001.

Funt D, Pavicic T. Dermal fillers in aesthetics: an overview of adverse events and treatment approaches. Clin Cosmet Investig Dermatol. 2013;6:295–316. Published 2013 Dec 12. https://doi.org/10.2147/CCID.S50546

Gander S, Kinnaird A, Finch R. Telavancin: in vitro activity against staphylococci in a biofilm model. J Antimicrob Chemother. 2005;56(2):337–43. https://doi.org/10.1093/jac/dki198.

Gazzola R, Pasini L, Cavallini M. Herpes virus outbreaks after dermal hyaluronic acid filler injections. Aesthet Surg J. 2012;32(6):770–2. https://doi.org/10.1177/1090820X12452293.

Gilbert E, Hui A, Meehan S, Waldorf HA. The basic science of dermal fillers: past and present Part II: adverse effects. J Drugs Dermatol. 2012;11(9):1069–77.

Hall-Stoodley L, Stoodley P, Kathju S, et al. Towards diagnostic guidelines for biofilm-associated infections. FEMS Immunol Med Microbiol. 2012;65(2):127–45. https://doi.org/10.1111/j.1574-695X.2012.00968.x.

Haneke E. Managing complications of fillers: rare and not-so-rare. J Cutan Aesthet Surg. 2015;8(4):198–210. https://doi.org/10.4103/0974-2077.172191.

Hartmann D, Ruzicka T, Gauglitz GG. Complications associated with cutaneous aesthetic procedures. J Dtsch Dermatol Ges. 2015;13(8):778–786. https://doi.org/10.1111/ddg.12757

Heydenrych I, Kapoor KM, De Boulle K, et al. A 10-point plan for avoiding hyaluronic acid dermal filler-related complications during facial aesthetic procedures and algorithms for management. Clin Cosmet Investig Dermatol. 2018;11:603–611. Published 2018 Nov 23. https://doi.org/10.2147/CCID.S180904

Ibrahim O, Overman J, Arndt KA, Dover JS. Filler nodules: inflammatory or infectious? A review of biofilms and their implications on clinical practice. Dermatologic Surg. 2018;44(1):53–60. https://doi.org/10.1097/DSS.0000000000001202.

Kaye KM. MSD Manual: Herpes-simplex-Virusinfektionen (HSV); 2022. https://www.msdmanuals.com/de-de/profi/infektionskrankheiten/herpesviren/herpes-simplex-virusinfektionen-hsv. Zugegriffen am 27.02.2022

Khoo CS, Tan HJ, Sharis OS. A case of herpes simplex virus type 1 (HSV-1) encephalitis as a possible complication of cosmetic nasal dermal filler injection. Am J Case Rep. 2018;19:825–8. Published 2018 Jul 13. https://doi.org/10.12659/AJCR.909883.

Kim JH, Ahn DK, Jeong HS, Suh IS. Treatment algorithm of complications after filler injection: based on wound healing process. J Korean Med Sci. 2014;29 Suppl 3(Suppl 3):S176–S182. https://doi.org/10.3346/jkms.2014.29.S3.S176

Kulichova D, Borovaya A, Ruzicka T, Thomas P, Gauglitz GG. Understanding the safety and tolerability of facial filling therapeutics. Expert Opin Drug Saf. 2014;13(9):1215–26. https://doi.org/10.1517/14740338.2014.939168.

Ledon JA, Savas JA, Yang S, Franca K, Camacho I, Nouri K. Inflammatory nodules following soft tissue filler use: a review of causative agents, pathology and treatment options. Am J Clin Dermatol.
2013;14(5):401–11. https://doi.org/10.1007/s40257-013-0043-7.

Narins RS, Coleman WP 3rd, Glogau RG. Recommendations and treatment options for nodules and
other filler complications. Dermatologic Surg. 2009;35(Suppl 2):1667–71. https://doi.
org/10.1111/j.1524-4725.2009.01335.x.

Opstelten W, Neven AK, Eekhof J. Treatment and prevention of herpes labialis. Can Fam Physician.
2008;54(12):1683–7.

Ortiz AE, Ahluwalia J, Song SS, Avram MM. Analysis of U.S. food and drug administration data on
soft-tissue filler complications. Dermatologic Surg. 2020;46(7):958–61. https://doi.org/10.1097/
DSS.0000000000002208.

Rohrich RJ, Monheit G, Nguyen AT, Brown SA, Fagien S. Soft-tissue filler complications: the important role of biofilms [published correction appears in Plast Reconstr Surg. 2010 Jun;125(6):1850].
Plast Reconstr Surg. 2010;125(4):1250–6. https://doi.org/10.1097/PRS.0b013e3181cb4620.

Rohrich RJ, Bartlett EL, Dayan E. Practical approach and safety of hyaluronic acid fillers. Plast Reconstr Surg Glob Open. 2019;7(6):e2172. Published 2019 Jun 14. https://doi.org/10.1097/
GOX.0000000000002172

Saththianathan M, Johani K, Taylor A, et al. The role of bacterial biofilm in adverse soft-tissue filler
reactions: a combined laboratory and clinical study. Plast Reconstr Surg. 2017;139(3):613–21.
https://doi.org/10.1097/PRS.0000000000003067.

Sclafani AP, Fagien S. Treatment of injectable soft tissue filler complications. Dermatologic Surg.
2009;35(Suppl 2):1672–1680. https://doi.org/10.1111/j.1524-4725.2009.01346.x

Shalmon D, Cohen JL, Landau M, Verner I, Sprecher E, Artzi O. Management patterns of delayed inflammatory reactions to hyaluronic acid dermal fillers: an online survey in Israel. Clin Cosmet Investig Dermatol. 2020;13:345–9. Published 2020 May 7. https://doi.org/10.2147/CCID.S247315.

Signorini M, Liew S, Sundaram H, et al. Global aesthetics consensus: avoidance and management of
complications from hyaluronic acid fillers-evidence- and opinion-based review and consensus recommendations. Plast Reconstr Surg. 2016;137(6):961e–971e. https://doi.org/10.1097/
PRS.0000000000002184

Snozzi P, van Loghem JAJ. Complication management following rejuvenation procedures with hyaluronic acid fillers-an algorithm-based approach. Plast Reconstr Surg Glob Open. 2018;6(12):e2061.
Published 2018 Dec 17. https://doi.org/10.1097/GOX.0000000000002061

Walliczek-Dworschak U. Gelbe Liste: Herpes (Herpes simplex-Infektion); 2022. https://www.gelbe-
liste.de/krankheiten/herpes-simplex. Zugegriffen am 27.02.2022

Wikipedia. Abszess; 2021. https://de.wikipedia.org/wiki/Abszess. Zugegriffen am 30.03.2021

Wikipedia. Entzündung; 2021. https://de.wikipedia.org/wiki/Entzündung. Zugegriffen am 30.03.2021

Wikipedia. Infektion; 2021. https://de.wikipedia.org/wiki/Infektion. Zugegriffen am 30.03.2021

Zhu GZ, Sun ZS, Liao WX, et al. Efficacy of retrobulbar hyaluronidase injection for vision loss resulting from hyaluronic acid filler embolization. Aesthet Surg J. 2017;38(1):12–22. https://doi.
org/10.1093/asj/sjw216

Weiterführende Literatur zu Abschn. 3.8

Alam M, Gladstone H, Kramer EM, et al. ASDS guidelines of care: injectable fillers. Dermatologic
Surg. 2008;34(Suppl 1):S115–48. https://doi.org/10.1111/j.1524-4725.2008.34253.x.

Alam M, Hughart R, Geisler A, et al. Effectiveness of low doses of hyaluronidase to remove hyaluronic
acid filler nodules: a randomized clinical trial. JAMA Dermatol. 2018;154(7):765–72. https://doi.
org/10.1001/jamadermatol.2018.0515.

Albeiroti S, Ayasoufi K, Hill DR, Shen B, de la Motte CA. Platelet hyaluronidase-2: an enzyme that
translocates to the surface upon activation to function in extracellular matrix degradation. Blood.
2015;125(9):1460–9. https://doi.org/10.1182/blood-2014-07-590513.

Alhede M, Er Ö, Eickhardt S, et al. Bacterial biofilm formation and treatment in soft tissue fillers. Pathog Dis. 2014;70(3):339–346. https://doi.org/10.1111/2049-632X.12139

Alijotas-Reig J, Fernández-Figueras MT, Puig L. Late-onset inflammatory adverse reactions related to
soft tissue filler injections. Clin Rev Allergy Immunol. 2013;45(1):97–108. https://doi.org/10.1007/
s12016-012-8348-5

Alijotas-Reig J, Miró-Mur F, Planells-Romeu I, Garcia-Aranda N, Garcia-Gimenez V, Vilardell-Tarrés
M. Are bacterial growth and/or chemotaxis increased by filler injections? Implications for the

pathogenesis and treatment of filler-related granulomas. Dermatology. 2010;221(4):356–364. https://doi.org/10.1159/000321329

Al-Shraim M, Jaragh M, Geddie W. Granulomatous reaction to injectable hyaluronic acid (Restylane) diagnosed by fine needle biopsy. J Clin Pathol. 2007;60(9):1060–1061. https://doi.org/10.1136/jcp.2007.048330

Andre P, Fléchet ML. Angioedema after ovine hyaluronidase injection for treating hyaluronic acid over-correction. J Cosmet Dermatol. 2008;7(2):136–8. https://doi.org/10.1111/j.1473-2165.2008.00377.x.

Artzi O, Loizides C, Verner I, Landau M. Resistant and recurrent late reaction to hyaluronic acid-based gel. Dermatologic Surg. 2016;42(1):31–7. https://doi.org/10.1097/DSS.0000000000000562.

Asai Y, Tan J, Baibergenova A, et al. Canadian clinical practice guidelines for Rosacea [published correction appears in J Cutan Med Surg. 2021 Jul-Aug;25(4):466]. J Cutan Med Surg. 2016;20(5):432–45. https://doi.org/10.1177/1203475416650427.

Attila C, Ueda A, Wood TK. 5-Fluorouracil reduces biofilm formation in Escherichia coli K-12 through global regulator AriR as an antivirulence compound. Appl Microbiol Biotechnol. 2009;82(3):525–33. https://doi.org/10.1007/s00253-009-1860-8.

Bailey SH, Cohen JL, Kenkel JM. Etiology, prevention, and treatment of dermal filler complications. Aesthet Surg J. 2011;31(1):110-121. https://doi.org/10.1177/1090820X10391083

Beleznay K, Carruthers JD, Carruthers A, Mummert ME, Humphrey S. Delayed-onset nodules secondary to a smooth cohesive 20 mg/mL hyaluronic acid filler: cause and management. Dermatologic Surg. 2015;41(8):929–939. https://doi.org/10.1097/DSS.0000000000000418

Bhojani-Lynch T. Late-onset inflammatory response to hyaluronic acid dermal fillers. Plast Reconstr Surg Glob Open. 2017;5(12):e1532. Published 2017 Dec 22. https://doi.org/10.1097/GOX.0000000000001532

Burgess C, Awosika O. Ethnic and gender considerations in the use of facial injectables: African-American patients. Plast Reconstr Surg. 2015;136(5 Suppl):28S–31S. https://doi.org/10.1097/PRS.0000000000001813

Cassuto D, Sundaram H. A problem-oriented approach to nodular complications from hyaluronic acid and calcium hydroxylapatite fillers: classification and recommendations for treatment. Plast Reconstr Surg. 2013;132(4 Suppl 2):48S–58S. https://doi.org/10.1097/PRS.0b013e31829e52a7.

Cassuto D, Marangoni O, De Santis G, Christensen L. Advanced laser techniques for filler-induced complications. Dermatologic Surg. 2009;35(Suppl 2):1689–1695. https://doi.org/10.1111/j.1524-4725.2009.01348.x

Cerroni L, Garbe C, Metze D, Kutzner H, Kerl H. Histopathologie der Haut: Nicht infektiöse granulomatöse Dermatitis; 2021. https://www.springermedizin.de/emedpedia/histopathologie-der-haut/nicht-infektioese-granulomatoese-dermatitis?epediaDoi=10.1007%2F978-3-662-44367-5_15. Zugegriffen am 28.05.2021

Chiang YZ, Pierone G, Al-Niaimi F. Dermal fillers: pathophysiology, prevention and treatment of complications. J Eur Acad Dermatol Venereol. 2017;31(3):405–413. https://doi.org/10.1111/jdv.13977

Christensen L.. Normal and pathologic tissue reactions to soft tissue gel fillers. Dermatologic Surg. 2007;33(Suppl 2):S168–S175. https://doi.org/10.1111/j.1524-4725.2007.33357.x

Christensen L, Breiting V, Bjarnsholt T, et al. Bacterial infection as a likely cause of adverse reactions to polyacrylamide hydrogel fillers in cosmetic surgery. Clin Infect Dis. 2013;56(10):1438–1444. https://doi.org/10.1093/cid/cit067

Christensen L, Breiting V, Janssen M, Vuust J, Hogdall E. Adverse reactions to injectable soft tissue permanent fillers. Aesth Plast Surg. 2005;29(1):34–48. https://doi.org/10.1007/s00266-004-0113-6

Cohen JL. Understanding, avoiding, and managing dermal filler complications. Dermatologic Surg. 2008;34 Suppl 1:S92-S99. https://doi.org/10.1111/j.1524-4725.2008.34249.x

Cohen JL, Biesman BS, Dayan SH, et al. Treatment of hyaluronic acid filler-induced impending necrosis with hyaluronidase: consensus recommendations. Aesthet Surg J. 2015;35(7):844–849. https://doi.org/10.1093/asj/sjv018

Convery C, Davies E, Murray G, Walker L. Delayed-onset Nodules (DONs) and considering their treatment following use of Hyaluronic Acid (HA) fillers. J Clin Aesthet Dermatol. 2021;14(7):E59–67.

Daines SM, Williams EF. Complications associated with injectable soft-tissue fillers: a 5-year retrospective review. JAMA Facial Plast Surg. 2013;15(3):226–31. https://doi.org/10.1001/jamafacial.2013.798.

Daines SM, Williams EF. Complications associated with injectable soft-tissue fillers: a 5-year retrospective review. JAMA Facial Plast Surg. 2013;15(3):226–231. https://doi.org/10.1001/jamafacial.2013.798

Davison SP, Dayan JH, Clemens MW, Sonni S, Wang A, Crane A. Efficacy of intralesional 5-fluorouracil and triamcinolone in the treatment of keloids. Aesthet Surg J. 2009;29(1):40–6. https://doi.org/10.1016/j.asj.2008.11.006.

Dayan SH, Arkins JP, Brindise R. Soft tissue fillers and biofilms. Facial Plast Surg. 2011;27(1):23–28. https://doi.org/10.1055/s-0030-1270415

DeLorenzi C.. Complications of injectable fillers, part I. Aesthet Surg J. 2013;33(4):561-575. https://doi.org/10.1177/1090820X13484492

Doccheck Flexicon. Granulom; 2021. https://flexikon.doccheck.com/de/Granulom. Zugegriffen am 28.11.2021, 30.04.2021

Fitzgerald R, Bertucci V, Sykes JM, Duplechain JK. Adverse reactions to injectable fillers. Facial Plast Surg. 2016;32(5):532–555. https://doi.org/10.1055/s-0036-1592340

Fujimura S, Sato T, Hayakawa S, Kawamura M, Furukawa E, Watanabe A. Antimicrobial efficacy of combined clarithromycin plus daptomycin against biofilms-formed methicillin-resistant Staphylococcus aureus on titanium medical devices. J Infect Chemother. 2015;21(10):756–759. https://doi.org/10.1016/j.jiac.2015.06.001

Fujimura S, Sato T, Mikami T, Kikuchi T, Gomi K, Watanabe A. Combined efficacy of clarithromycin plus cefazolin or vancomycin against Staphylococcus aureus biofilms formed on titanium medical devices. Int J Antimicrob Agents. 2008;32(6):481–484. https://doi.org/10.1016/j.ijantimicag.2008.06.030

Funt D, Pavicic T. Dermal fillers in aesthetics: an overview of adverse events and treatment approaches. Clin Cosmet Investig Dermatol. 2013;6:295–316. Published 2013 Dec 12. https://doi.org/10.2147/CCID.S50546

Gladstone HB, Cohen JL. Adverse effects when injecting facial fillers. Semin Cutan Med Surg. 2007;26(1):34–39. https://doi.org/10.1016/j.sder.2006.12.008

Glaich AS, Cohen JL, Goldberg LH. Injection necrosis of the glabella: protocol for prevention and treatment after use of dermal fillers. Dermatologic Surg. 2006;32(2):276–281. https://doi.org/10.1111/j.1524-4725.2006.32052.x

Goodman GJ. An interesting reaction to a high- and low-molecular weight combination hyaluronic acid. Dermatologic Surg. 2015;41(Suppl 1):S164–6. https://doi.org/10.1097/DSS.0000000000000257.

Hall-Stoodley L, Stoodley P, Kathju S, et al. Towards diagnostic guidelines for biofilm-associated infections. FEMS Immunol Med Microbiol. 2012;65(2):127–145. https://doi.org/10.1111/j.1574-695X.2012.00968.x

Hirsch RJ, Cohen JL, Carruthers JD. Successful management of an unusual presentation of impending necrosis following a hyaluronic acid injection embolus and a proposed algorithm for management with hyaluronidase. Dermatologic Surg. 2007;33(3):357–360. https://doi.org/10.1111/j.1524-4725.2007.33073.x

Høiby N, Bjarnsholt T, Moser C, et al. ESCMID guideline for the diagnosis and treatment of biofilm infections 2014. Clin Microbiol Infect. 2015;21(Suppl 1):S1–S25. https://doi.org/10.1016/j.cmi.2014.10.024.

Humphrey S, Carruthers J, Carruthers A. Clinical experience with 11,460 mL of a 20-mg/mL, smooth, highly cohesive, viscous hyaluronic acid filler. Dermatologic Surg. 2015;41(9):1060–7. https://doi.org/10.1097/DSS.0000000000000434.

Iwabuchi H, Imai Y, Asanami S, et al. Evaluation of postextraction bleeding incidence to compare patients receiving and not receiving warfarin therapy: a cross-sectional, multicentre, observational study. BMJ Open. 2014;4(12):e005777. Published 2014 Dec 15. https://doi.org/10.1136/bmjopen-2014-005777.

Kadouch JA, Kadouch DJ, Fortuin S, van Rozelaar L, Karim RB, Hoekzema R. Delayed-onset complications of facial soft tissue augmentation with permanent fillers in 85 patients. Dermatologic Surg. 2013;39(10):1474–85. https://doi.org/10.1111/dsu.12313.

Kim DW, Yoon ES, Ji YH, Park SH, Lee BI, Dhong ES. Vascular complications of hyaluronic acid fillers and the role of hyaluronidase in management. J Plast Reconstr Aesthet Surg. 2011;64(12):1590–1595. https://doi.org/10.1016/j.bjps.2011.07.013

Kim H, Cho SH, Lee JD, Kim HS. Delayed onset filler complication: two case reports and literature review. Dermatol Ther. 2017;30(5). https://doi.org/10.1111/dth.12513.

Kim JH, Ahn DK, Jeong HS, Suh IS. Treatment algorithm of complications after filler injection: based on wound healing process. J Korean Med Sci. 2014;29 Suppl 3(Suppl 3):S176–S182. https://doi.org/10.3346/jkms.2014.29.S3.S176

King M, Bassett S, Davies E, King S. Management of delayed onset nodules. J Clin Aesthet Dermatol. 2016;9(11):E1–5.

King M, Convery C, Davies E. This month's guideline: the use of hyaluronidase in aesthetic practice (v2.4). J Clin Aesthet Dermatol. 2018;11(6):E61–E68.

Landau M. Hyaluronidase caveats in treating filler complications. Dermatologic Surg. 2015;41(Suppl 1):S347–53. https://doi.org/10.1097/DSS.0000000000000555.

Ledon JA, Savas JA, Yang S, Franca K, Camacho I, Nouri K. Inflammatory nodules following soft tissue filler use: a review of causative agents, pathology and treatment options. Am J Clin Dermatol. 2013;14(5):401–411. https://doi.org/10.1007/s40257-013-0043-7

Lemperle G, Gauthier-Hazan N. Foreign body granulomas after all injectable dermal fillers: part 2. Treatment options. Plast Reconstr Surg. 2009;123(6):1864–1873. https://doi.org/10.1097/PRS.0b013e3181858f4f

Lemperle G, Gauthier-Hazan N, Wolters M, Eisemann-Klein M, Zimmermann U, Duffy DM. Foreign body granulomas after all injectable dermal fillers: part 1. Possible causes. Plast Reconstr Surg. 2009;123(6):1842–1863. https://doi.org/10.1097/PRS.0b013e31818236d7

Michon A. Hyaluronic acid soft tissue filler delayed inflammatory reaction following COVID-19 vaccination – a case report. J Cosmet Dermatol. 2021;20(9):2684–2690. https://doi.org/10.1111/jocd.14312

Monheit GD, Rohrich RJ. The nature of long-term fillers and the risk of complications. Dermatologic Surg. 2009;35 Suppl 2:1598–1604. https://doi.org/10.1111/j.1524-4725.2009.01336.x

Moscona RR, Bergman R, Friedman-Birnbaum R. An unusual late reaction to Zyderm I injections: a challenge for treatment. Plast Reconstr Surg. 1993;92(2):331–4. https://doi.org/10.1097/00006534-199308000-00021.

Narins RS, Coleman WP 3rd, Glogau RG. Recommendations and treatment options for nodules and other filler complications. Dermatologic Surg. 2009;35(Suppl 2):1667–1671. https://doi.org/10.1111/j.1524-4725.2009.01335.x

Nyhlén A, Ljungberg B, Nilsson-Ehle I, Odenholt I. Bactericidal effect of combinations of antibiotic and antineoplastic agents against Staphylococcus aureus and Escherichia coli. Chemotherapy. 2002;48(2):71–7. https://doi.org/10.1159/000057665.

Ortiz AE, Ahluwalia J, Song SS, Avram MM. Analysis of U.S. food and drug administration data on soft-tissue filler complications. Dermatologic Surg. 2020;46(7):958–961. https://doi.org/10.1097/DSS.0000000000002208

Ozturk CN, Li Y, Tung R, Parker L, Piliang MP, Zins JE. Complications following injection of soft-tissue fillers. Aesthet Surg J. 2013;33(6):862–877. https://doi.org/10.1177/1090820X13493638

Paliwal S, Fagien S, Sun X, et al. Skin extracellular matrix stimulation following injection of a hyaluronic acid-based dermal filler in a rat model. Plast Reconstr Surg. 2014;134(6):1224–33. https://doi.org/10.1097/PRS.0000000000000753.

Rayess H, Zuliani GF, Gupta A, et al. Critical analysis of the quality, readability, and technical aspects of online information provided for Neck-Lifts [published correction appears in JAMA Facial Plast Surg. 2017 Mar 1;19(2):161]. JAMA Facial Plast Surg. 2017;19(2):115–20. https://doi.org/10.1001/jamafacial.2016.1219.

Rayess HM, Svider PF, Hanba C, et al. A cross-sectional analysis of adverse events and litigation for injectable fillers. JAMA Facial Plast Surg. 2018;20(3):207–214. https://doi.org/10.1001/jamafacial.2017.1888

Requena L, Requena C, Christensen L, Zimmermann US, Kutzner H, Cerroni L. Adverse reactions to injectable soft tissue fillers [published correction appears in J Am Acad Dermatol. 2011 Jun;64(6):1178]. J Am Acad Dermatol. 2011;64(1):1–36. https://doi.org/10.1016/j.jaad.2010.02.064.

Rohrich RJ, Nguyen AT, Kenkel JM. Lexicon for soft tissue implants. Dermatologic Surg. 2009;35(Suppl 2):1605–11. https://doi.org/10.1111/j.1524-4725.2009.01337.x.

Rohrich RJ, Monheit G, Nguyen AT, Brown SA, Fagien S. Soft-tissue filler complications: the important role of biofilms [published correction appears in Plast Reconstr Surg. 2010 Jun;125(6):1850]. Plast Reconstr Surg. 2010;125(4):1250–1256. https://doi.org/10.1097/PRS.0b013e3181cb4620

3

Rongioletti F, Atzori L, Ferreli C, et al. Granulomatous reactions after injections of multiple aesthetic micro-implants in temporal combinations: a complication of filler addiction. J Eur Acad Dermatol Venereol. 2015;29(6):1188–92. https://doi.org/10.1111/jdv.12788.

Różalski MI, Micota B, Sadowska B, Paszkiewicz M, Więckowska-Szakiel M, Różalska B. Antimicrobial/anti-biofilm activity of expired blood platelets and their released products. Postepy Hig Med Dosw (Online). 2013;67:321–5. Published 2013 Apr 22. https://doi.org/10.5604/17322693.1046009.

Rzany B, DeLorenzi C. Understanding, avoiding, and managing severe filler complications. Plast Reconstr Surg. 2015;136(5 Suppl):196S–203S. https://doi.org/10.1097/PRS.0000000000001760

Rzany B, Becker-Wegerich P, Bachmann F, Erdmann R, Wollina U. Hyaluronidase in the correction of hyaluronic acid-based fillers: a review and a recommendation for use. J Cosmet Dermatol. 2009;8(4):317–23. https://doi.org/10.1111/j.1473-2165.2009.00462.x.

Sadeghpour M, Quatrano NA, Bonati LM, Arndt KA, Dover JS, Kaminer MS. Delayed-onset nodules to differentially crosslinked hyaluronic acids: comparative incidence and risk assessment. Dermatologic Surg. 2019;45(8):1085–94. https://doi.org/10.1097/DSS.0000000000001814.

Saththianathan M, Johani K, Taylor A, et al. The role of bacterial biofilm in adverse soft-tissue filler reactions: a combined laboratory and clinical study. Plast Reconstr Surg. 2017;139(3):613–621. https://doi.org/10.1097/PRS.0000000000003067

Schelke LW, Decates TS, Velthuis PJ. Ultrasound to improve the safety of hyaluronic acid filler treatments. J Cosmet Dermatol. 2018;17(6):1019–24. https://doi.org/10.1111/jocd.12726.

Sclafani AP, Fagien S. Treatment of injectable soft tissue filler complications. Dermatologic Surg. 2009;35(Suppl 2):1672–1680. https://doi.org/10.1111/j.1524-4725.2009.01346.x

Skrzypek E, Górnicka B, Skrzypek DM, Krzysztof MR. Granuloma as a complication of polycaprolactone-based dermal filler injection: ultrasound and histopathology studies. J Cosmet Laser Ther. 2019;21(2):65–8. https://doi.org/10.1080/14764172.2018.1461229.

Sperling B, Bachmann F, Hartmann V, Erdmann R, Wiest L, Rzany B. The current state of treatment of adverse reactions to injectable fillers. Dermatologic Surg. 2010;36(Suppl 3):1895–1904. https://doi.org/10.1111/j.1524-4725.2010.01782.x

Sunderkötter C, Becker K, Eckmann C, Graninger W, Kujath P, Schöfer H. S2k-Leitlinie Haut- und Weichgewebeinfektionen. Auszug aus „Kalkulierte parenterale Initialtherapie bakterieller Erkrankungen bei Erwachsenen – Update 2018". J Dtsch Dermatol Ges. 2019;17(3):345–371. https://doi.org/10.1111/ddg.13790_g

Szépfalusi Z, Nentwich I, Dobner M, Pillwein K, Urbanek R. IgE-mediated allergic reaction to hyaluronidase in paediatric oncological patients. Eur J Pediatr. 1997;156(3):199–203. https://doi.org/10.1007/s004310050582.

Tamiolakis P, Piperi E, Christopoulos P, Sklavounou-Andrikopoulou A. Oral foreign body granuloma to soft tissue fillers. Report of two cases and review of the literature. J Clin Exp Dent. 2018;10(2):e177–84. Published 2018 Feb 1. https://doi.org/10.4317/jced.54191.

Tohidnezhad M, Varoga D, Wruck CJ, et al. Platelets display potent antimicrobial activity and release human beta-defensin 2. Platelets. 2012;23(3):217–23. https://doi.org/10.3109/09537104.2011.610908.

Turkmani MG, De Boulle K, Philipp-Dormston WG. Delayed hypersensitivity reaction to hyaluronic acid dermal filler following influenza-like illness. Clin Cosmet Investig Dermatol. 2019;12:277–283. Published 2019 Apr 29. https://doi.org/10.2147/CCID.S198081

Urdiales-Gálvez F, Delgado NE, Figueircdo V, ct al. Preventing the complications associated with the use of dermal fillers in facial aesthetic procedures: an expert group consensus report. Aesth Plast Surg. 2017;41(3):667–77. https://doi.org/10.1007/s00266-017-0798-y.

Wikipedia. Biofilm; 2021. https://de.wikipedia.org/wiki/Biofilm. Zugegriffen am 24.04.2021

Wikipedia. Granulom; 2023. https://de.wikipedia.org/wiki/Granulom. Zugegriffen am 16.09.2023

Williams GT, Williams WJ. Granulomatous inflammation – a review. J Clin Pathol. 1983;36(7):723–733. https://doi.org/10.1136/jcp.36.7.723

Winslow CP. The management of dermal filler complications. Facial Plast Surg. 2009;25(2):124–8. https://doi.org/10.1055/s-0029-1220653.

Zhu GZ, Sun ZS, Liao WX, et al. Efficacy of retrobulbar hyaluronidase injection for vision loss resulting from hyaluronic acid filler embolization. Aesthet Surg J. 2017;38(1):12–22. https://doi.org/10.1093/asj/sjw216

Hyaluronidase zur Behandlung von Komplikationen

Inhaltsverzeichnis

4

4.1 Allgemeines zur Hyaluronidase

Hyaluronidase ist ein natürlich vorkommendes Enzym, das Hyaluronsäuren spalten und somit auflösen kann. Sie wird unter anderem von Säugetieren, dem Hakenwurm oder Mikroben produziert. In Deutschland ist z. B. die Hyaluronidase Hylase® Dessau (ehemals: Riemser Pharma GmbH, Greifswald; jetzt: Esteve Pharmaceuticals GmbH, Berlin), die aus Stierhoden gewonnen wird, in 150 Einheiten oder 300 Einheiten verfügbar.

Obwohl ihre Zulassung und das eigentliche Einsatzgebiet in der Injektionsanästhesie bei ophthalmochirurgischen Eingriffen liegt, besitzt Hyaluronidase, trotz „off-label use", auch in der Therapie von Komplikationen nach Unterspritzungen mit Hyaluronsäure einen sehr hohen Stellenwert. In diesem Zusammenhang agiert Hyaluronidase quasi als Antidot, der einen Hyaluronsäure-Filler „auflösen" kann. Aufgrund dieser Eigenschaft wird Hyaluronidase bei einer Vielzahl von Komplikationen nach Hyaluronsäure-Unterspritzungen eingesetzt und gehört zu den Medikamenten, die jeder Injektor immer in ausreichender Menge zur Verfügung haben und mit deren Handhabung er vertraut sein sollte. Zu den Einsatzgebieten zählen unter anderem vaskuläre Verschlüsse, Filler-Migrationen, Materialüberschüsse, Tyndall-Effekte, malare Ödeme, Hypersensitivitätsreaktionen oder Biofilmbildungen. Trotz der vielfältigen Einsatzgebiete sollte die Anwendung von Hyaluronidase dennoch stets gut überlegt sein, da sie auch Nebenwirkungen hervorrufen kann.

4.2 Wirkeintritt

Die Auflösbarkeit eines Hyaluronsäure-Filler durch Hyaluronidase kann von Fall zu Fall und Produkt zu Produkt variieren. Einflussfaktoren sind beispielsweise die vergangene Zeit seit der Unterspritzung, das injizierte Produktvolumen, die Kohäsivität, die Hyaluronsäure-Konzentration und Filler-Zusammensetzung, inklusive der Anzahl und Art der Quervernetzungen (Cross-Links). Denn erst nach dem Aufbrechen dieser Quervernetzungen können Hyaluronsäure-Filler ähnlich zur körpereigenen Hyaluronsäure abgebaut werden. Da dieser Prozess bis zu 48 h in Anspruch nehmen kann, sind einige Ergebnisse schon sofort und andere erst verzögert erkennbar. Bei ästhetischen Indikationen sollten deshalb mindestens 48 h zwischen zwei Injektionen der Hyaluronidase liegen. Der Zeitpunkt der Nachinjektion sollte unter Berücksichtigung der Patientensicherheit, Nebenwirkungen und Patientenzufriedenheit geplant werden (King et al. 2018). Handelt es sich hingegen um einen vaskulären Verschluss, ist die schnellstmögliche Auflösung des Hyaluronsäure-Embolus gefragt. Dies erfordert eine zeitnahe Nachinjektion der Hyaluronidase, da ihre Konzentration direkt nach der Applikation durch verschiedene Mechanismen wie eine aktive Metabolisierung, Verdünnung durch Schwellungsflüssigkeit oder physikalische Verteilung im Gewebe abnimmt.

4.3 Dosierung

Die Dosierung der Hyaluronidase kann je nach Zielsetzung variieren. Im Falle eines vaskulären Verschlusses beinhaltet beispielsweise das Protokoll der „gepulsten Hochdosis-Hyaluronidase-Therapie" von DeLorenzi die Injektion von 500 Einheiten Hyaluronidase pro betroffenem Areal und eine Wiederholung alle 60–90 min bis zur Normalisierung der Rekapillarisationszeit (DeLorenzi 2017). Handelt es sich um eine ästhetische Indikation wie einen Tyndall-Effekt oder einen Produktüberschuss, wird von Experten zu einem langsameren Vorgehen mit einer geringeren initialen Dosis und Titration bis zum gewünschten klinischen Effekt geraten (Signorini et al. 2016). Je nach Quelle orientieren sich die initialen Dosen entweder am Hyaluronsäure-Volumen, der Größe des zu behandelnden Bereichs oder der Behandlungszone. Obwohl keine einheitlichen Empfehlungen existieren, können sie dem Behandler dennoch als Anhaltspunkt dienen. Pro 0,1 ml Hyaluronsäure-Filler liegen die benötigten Dosen beispielsweise bei etwa 5–30 Einheiten Hyaluronidase und fallen in Bereichen dünner Haut tendenziell niedriger und bei späten Knötchen eher höher aus.

Bei gleichzeitiger Einnahme von Inhibitoren können die benötigten Dosen Hyaluronidase ebenfalls steigen. Dazu zählen laut Fachinformation Antihistaminika, Salicylate, Heparin, Morphin, Chondroitinsulfat B, Gallensäuren, Dicumarol, Vitamin C, Flavonoide, Sulfonat-Detergenzien und Schwermetallionen (Fe, Mn, Cu, Zn, Hg). Beim Konsum von Alkohol kann dessen Wirkung hingegen verstärkt werden (King et al. 2018).

Dosisempfehlungen Hyaluronidase
Dosis orientiert am Hyaluronsäure-Volumen (King et al. 2018):
- Für 0,1 ml Hyaluronsäure 20 mg/ml: 5 Einheiten Hyaluronidase (Quezada-Gaón und Wortsman 2016)
- Für 0,1 ml Hyaluronsäure: 30 Einheiten Hyaluronidase (Shumate et al. 2018)

Dosis orientiert an der Größe des zu behandelnden Bereichs (Signorini et al. 2016):
- Für Bereiche < 2,5 mm: 1 Injektionspunkt à 10–20 Einheiten
- Für Bereiche > 2,5 mm–1 mm: 2–4 Injektionspunkte a 10–20 Einheiten

Dosis orientiert an der Behandlungszone (King et al. 2018):
- Nase oder perioral: 15–30 Einheiten (Hirsch et al. 2007a, b)
- Periorbital: 3–4 Einheiten (Menon et al. 2010)
- Infraorbital: 10–15 Einheiten (Menon et al. 2010)
- Unterlid: 1,5 Einheiten (Van Dyke et al. 2010)

Die Behandlung mit Hyaluronidase sollte grundsätzlich mit einer Nadel erfolgen, die lang genug ist, um sowohl das obere als auch das untere Ende des aufzulösenden Hyaluronsäure-Fillers zu erreichen. In einigen Fällen kann es erforderlich sein, mehrere Injektionen in geringem Abstand zueinander oder eine wiederholte Behandlung durchzuführen. Eine sonografisch gesteuerte Applikation kann die Genauigkeit der Behandlung weiter verbessern.

4.4 Verdünnung

Beispiel: Ein Vial Hylase® Dessau enthält Hyaluronidase in Pulverform zur Herstellung einer Injektionslösung. Gemäß Herstellerangaben ist physiologische Kochsalzlösung als Lösungsmittel zu verwenden. Je nach Indikation kann die geeignete Verdünnung variieren. Spezifische Herstellerempfehlungen für Komplikationen nach Unterspritzungen mit Hyaluronsäure-Fillern liegen nicht vor. Für ästhetische Indikationen empfehlen Experten meist eine Verdünnung mit 1 ml Kochsalzlösung (0,9 % NaCl) pro 150 Einheiten oder 300 Einheiten Hyaluronidase (Buhren et al. 2016). Bei der Behandlung größerer Bereiche oder dem Bedarf sehr kleiner Mengen Hyaluronidase kann eine stärkere Verdünnung sinnvoll sein. Ist hingegen eine höhere Konzentration an einem bestimmten Ort erforderlich, kann der Zusatz einer kleinen Menge NaCl vorteilhaft sein. Ein Beispiel hierfür ist der vaskuläre Verschluss, bei dem die unmittelbare Applikation hoher Dosen Hyaluronidase empfohlen ist.

Folgende Formel kann zur Berechnung des Volumens an Hyaluronidase verwendet werden, das für die Injektion der gewünschten Einheiten benötigt wird:

$$Zu\ injizierendes\ Volumen\ (ml)$$
$$= \frac{Benötigte\ Einheiten\ Hyaluronidase \times Verdünnungsmittel\ (in\ ml)}{Totale\ Anzahl\ der\ Einheiten\ Hyaluronidase\ im\ Vial}$$

Die Anwendung von in physiologischer Kochsalzlösung verdünnter Hyaluronidase kann ein brennendes Gefühl beim Patienten hervorrufen, das teilweise schmerzhafter empfunden wird als die ursprüngliche Behandlung. Einige Behandler verwenden daher weniger reizende Lösungsmittel wie bakteriostatisches Kochsalz. Bei der Verwendung alternativer Lösungsmittel ist jedoch zu beachten, dass diese nicht in der Zulassung enthalten sind und vom Hersteller nicht zur Verdünnung empfohlen werden. Ähnliches gilt für die Beimischung eines Lokalanästhetikums, welches durch eine potenziell erhöhte Aufnahme zu weiteren Komplikationen führen kann (King et al. 2018).

4.5 Nachbehandlung

Nach der Injektion von Hyaluronidase kann eine sanfte Massage dazu beitragen, die Verteilung des Wirkstoffes zu verbessern und so die Effektivität erhöhen. Im Falle eines vaskulären Verschlusses geben Experten jedoch zu bedenken, dass eine Massage möglicherweise einen Embolus lösen könne, der wiederum einen weiteren Gefäßverschluss verursacht (DeLorenzi 2013). Nach einer Applikation von Hyaluronidase sollte ein Patient für mindestens 30 min überwacht werden, um eine mögliche allergische Sofortreaktion zu erkennen. Zusätzlich wird die Aushändigung eines Merkblatts empfohlen, das Verhaltensempfehlungen sowie eine Notfallnummer beinhaltet.

4.6 Nebenwirkungen

Hyaluronidase wird in der Regel gut vertragen und verursacht selten Nebenwirkungen. Mögliche lokale Reaktionen umfassen Hämatome, Ödeme, Erytheme, Juckreiz, brennende Schmerzen bei der Injektion oder das Wiederauftreten von Falten. Zu den seltenen Nebenwirkungen gehören laut Fachinformation Temperaturerhöhungen, verstärkte Regelblutungen oder Zahnlockerungen. Durch die Applikation von Hyaluronidase kann es trotz ihrer bevorzugten Abbauwirkung auf die injizierte Hyaluronsäure auch zu einem Abbau körpereigener Hyaluronsäure kommen, mit konsekutivem Volumenverlust. Einigen Experten zufolge ist dieser Effekt jedoch nicht von Dauer, da die Hyaluronsäure schnell durch die De-Novo-Synthese von Fibroblasten ersetzt wird. Bei der Injektion großer Mengen Hyaluronidase kann aber ein temporäres Defizit durch die begrenzte Synthesefähigkeit der Fibroblasten entstehen (Buhren et al. 2016).

Allergische Reaktionen bis hin zur Anaphylaxie gehören zu weiteren potenziellen Nebenwirkungen der Hyaluronidase-Anwendung. In Nichtnotfallsituationen ist daher vorab ein Allergietest empfohlen. Bei bekannter Überempfindlichkeit gegen Rinderprotein oder andere Inhaltsstoffe sollte Hyaluronidase nicht verwendet werden. Allergien gegen Bienen oder Wespenstiche gelten als relative Kontraindikation, da sie oft mit Reaktionen auf Hyaluronidase assoziiert sind (King et al. 2018). In Notfällen, wie einem vaskulären Verschluss, sollte eine Risikoabwägung erfolgen und die Behandlung nicht durch einen Allergietest verzögert werden (King et al. 2018). Treten schwere allergische Reaktionen auf, sind sofortige Notfallmaßnahmen erforderlich. Bei weniger schweren Reaktionen können je nach Ausprägung systemische Glukokortikoide, Antihistaminika oder kortisonhaltige Cremes eingesetzt werden.

4.7 Allergietest

Für einen Allergietest eignet sich ein intradermaler Test am Unterarm, bei dem eine kleine Menge Hyaluronidase injiziert wird. Empfohlene Injektionsmengen variieren je nach Quelle zwischen 4 und 20 Einheiten. Zur Erkennung einer allergischen Sofortreaktion sollte die Beobachtungszeit mindestens 30 min betragen. Spätreaktionen sind meist erst innerhalb der ersten 72 h erkennbar (Philipp-Dormston et al. 2017). Ein positiver Allergietest liegt vor, wenn Anzeichen einer allergischen Reaktion wie eine Rötung, Juckreiz oder Inflammation auftreten. In einem solchen Fall sollte die Behandlung besonders bei ästhetischen Indikationen nicht durchgeführt werden (◘ Abb. 4.1).

4

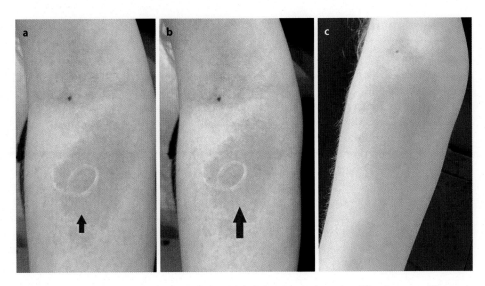

◘ **Abb. 4.1**   Allergische Reaktion vom Soforttyp bei einem intradermalen Allergietest am Unterarm mit Hyaluronidase. **a** 5 min nach Applikation umfassten die Symptome eine lokale Rötung und Juckreiz. **b** 10 min nach Applikation zeigte sich eine Persistenz der Rötung bei weiterhin bestehendem Juckreiz. **c** 20 min nach Applikation zeigte sich eine Ausbreitung der Rötung. Der Juckreiz war zu diesem Zeitpunkt rückläufig. Nach ca. 40 min waren die Symptome spontan vollständig regredient

Literatur

Buhren BA, Schrumpf H, Hoff NP, Bölke E, Hilton S, Gerber PA. Hyaluronidase: from clinical applications to molecular and cellular mechanisms. Eur J Med Res. 2016;21:5. Published 2016 Feb 13. https://doi.org/10.1186/s40001-016-0201-5.

DeLorenzi C. Complications of injectable fillers, part I. Aesthet Surg J. 2013;33(4):561–75. https://doi.org/10.1177/1090820X13484492.

DeLorenzi C. New high dose pulsed hyaluronidase protocol for hyaluronic acid filler vascular adverse events. Aesthet Surg J. 2017;37(7):814–25. https://doi.org/10.1093/asj/sjw251.

Hirsch RJ, Brody HJ, Carruthers JD. Hyaluronidase in the office: a necessity for every dermasurgeon that injects hyaluronic acid. J Cosmet Laser Ther. 2007a;9(3):182–5. https://doi.org/10.1080/14764170701291674.

Hirsch RJ, Cohen JL, Carruthers JD. Successful management of an unusual presentation of impending necrosis following a hyaluronic acid injection embolus and a proposed algorithm for management with hyaluronidase. Dermatologic Surg. 2007b;33(3):357–60. https://doi.org/10.1111/j.1524-4725.2007.33073.x.

King M, Convery C, Davies E. This month's guideline: the use of hyaluronidase in aesthetic practice (v2.4). J Clin Aesthet Dermatol. 2018;11(6):E61–8.

Menon H, Thomas M, D'silva J. Low dose of hyaluronidase to treat over correction by HA filler – a case report. J Plast Reconstr Aesthet Surg. 2010;63(4):e416–7. https://doi.org/10.1016/j.bjps.2010.01.005.

Philipp-Dormston WG, Bergfeld D, Sommer BM, et al. Consensus statement on prevention and management of adverse effects following rejuvenation procedures with hyaluronic acid-based fillers. J Eur Acad Dermatol Venereol. 2017;31(7):1088–95. https://doi.org/10.1111/jdv.14295.

Signorini M, Liew S, Sundaram H, et al. Global aesthetics consensus: avoidance and management of complications from hyaluronic acid fillers-evidence- and opinion-based review and consensus recommendations. Plast Reconstr Surg. 2016;137(6):961e–71e. https://doi.org/10.1097/PRS.0000000000002184.

Van Dyke S, Hays GP, Caglia AE, Caglia M. Severe acute local reactions to a hyaluronic acid-derived dermal filler. J Clin Aesthet Dermatol. 2010;3(5):32–5.

Weiterführende Literatur

Bailey SH, Fagien S, Rohrich RJ. Changing role of hyaluronidase in plastic surgery. Plast Reconstr Surg. 2014;133(2):127e–32e. https://doi.org/10.1097/PRS.0b013e3182a4c282.

Buhren BA, Schrumpf H, Bölke E, Kammers K, Gerber PA. Standardized in vitro analysis of the degradability of hyaluronic acid fillers by hyaluronidase. Eur J Med Res. 2018;23(1):37. Published 2018 Aug 20. https://doi.org/10.1186/s40001-018-0334-9.

Cavallini M, Gazzola R, Metalla M, Vaienti L. The role of hyaluronidase in the treatment of complications from hyaluronic acid dermal fillers. Aesthet Surg J. 2013;33(8):1167–74. https://doi.org/10.1177/1090820X13511970.

Cox SE. Clinical experience with filler complications. Dermatologic Surg. 2009;35(Suppl 2):1661–6. https://doi.org/10.1111/j.1524-4725.2009.01345.x.

De Boulle K, Heydenrych I. Patient factors influencing dermal filler complications: prevention, assessment, and treatment. Clin Cosmet Investig Dermatol. 2015;8:205–14. Published 2015 Apr 15. https://doi.org/10.2147/CCID.S80446.

DeLorenzi C. Complications of injectable fillers, part 2: vascular complications. Aesthet Surg J. 2014;34(4):584–600. https://doi.org/10.1177/1090820X14525035.

Dunn AL, Heavner JE, Racz G, Day M. Hyaluronidase: a review of approved formulations, indications and off-label use in chronic pain management. Expert Opin Biol Ther. 2010;10(1):127–31. https://doi.org/10.1517/14712590903490382.

Esteve Pharmaceuticals GmbH. Fachinformation Hylase® Dessau; 2023. https://medikamio.com/de-de/medikamente/hylase-dessau-150-ie/pil. Zugegriffen am 06.08.2023

Fang M, Rahman E, Kapoor KM. Managing complications of submental artery involvement after hyaluronic acid filler injection in Chin region. Plast Reconstr Surg Glob Open. 2018;6(5):e1789. Published 2018 May 25. https://doi.org/10.1097/GOX.0000000000001789.

Hilton S, Schrumpf H, Buhren BA, Bölke E, Gerber PA. Hyaluronidase injection for the treatment of eyelid edema: a retrospective analysis of 20 patients. Eur J Med Res. 2014;19(1):30. Published 2014 May 28. https://doi.org/10.1186/2047-783X-19-30.

Iwayama T, Hashikawa K, Osaki T, Yamashiro K, Horita N, Fukumoto T. Ultrasonography-guided Cannula method for hyaluronic acid filler injection with evaluation using laser speckle flowgraphy. Plast Reconstr Surg Glob Open. 2018;6(4):e1776. Published 2018 Apr 20. https://doi.org/10.1097/GOX.0000000000001776.

Juhász MLW, Levin MK, Marmur ES. The Kinetics of reversible hyaluronic acid filler injection treated with hyaluronidase. Dermatologic Surg. 2017;43(6):841–7. https://doi.org/10.1097/DSS.0000000000001084.

Jung H. Hyaluronidase: an overview of its properties, applications, and side effects. Arch Plast Surg. 2020;47(4):297–300. https://doi.org/10.5999/aps.2020.00752.

Kim DW, Yoon ES, Ji YH, Park SH, Lee BI, Dhong ES. Vascular complications of hyaluronic acid fillers and the role of hyaluronidase in management. J Plast Reconstr Aesthet Surg. 2011;64(12):1590–5. https://doi.org/10.1016/j.bjps.2011.07.013.

Kim MS, Youn S, Na CH, Shin BS. Allergic reaction to hyaluronidase use after hyaluronic acid filler injection. J Cosmet Laser Ther. 2015;17(5):283–5. https://doi.org/10.3109/14764172.2015.1007069.

Landau M. Hyaluronidase caveats in treating filler complications. Dermatologic Surg. 2015;41(Suppl 1):S347–53. https://doi.org/10.1097/DSS.0000000000000555.

Marusza W, Olszanski R, Sierdzinski J, et al. Treatment of late bacterial infections resulting from soft-tissue filler injections. Infect Drug Resist. 2019;12:469–80. Published 2019 Feb 20. https://doi.org/10.2147/IDR.S186996.

Philipp-Dormston WG, Goodman GJ, De Boulle K, et al. Global approaches to the prevention and management of delayed-onset adverse reactions with hyaluronic acid-based fillers. Plast Reconstr Surg Glob Open. 2020;8(4):e2730. Published 2020 Apr 29. https://doi.org/10.1097/GOX.0000000000002730.

Quezada-Gaón N, Wortsman X. Ultrasound-guided hyaluronidase injection in cosmetic complications. J Eur Acad Dermatol Venereol. 2016;30(10):e39–40. https://doi.org/10.1111/jdv.13286.

Riemser Pharma GmbH. Fachinformation Hylase® Dessau; 2022. https://s3.eu-central-1.amazonaws.com/prod-cerebro-ifap/media_all/80846.pdf. Zugegriffen am 19.03.2022

Rohrich RJ, Monheit G, Nguyen AT, Brown SA, Fagien S. Soft-tissue filler complications: the important role of biofilms [published correction appears in Plast Reconstr Surg. 2010 Jun;125(6):1850]. Plast Reconstr Surg. 2010;125(4):1250–6. https://doi.org/10.1097/PRS.0b013e3181cb4620.

4

Rohrich RJ, Bartlett EL, Dayan E. Practical approach and safety of hyaluronic acid fillers. Plast Reconstr Surg Glob Open. 2019;7(6):e2172. Published 2019 Jun 14. https://doi.org/10.1097/GOX.0000000000002172.

Rzany B, Becker-Wegerich P, Bachmann F, Erdmann R, Wollina U. Hyaluronidase in the correction of hyaluronic acid-based fillers: a review and a recommendation for use. J Cosmet Dermatol. 2009;8(4):317–23. https://doi.org/10.1111/j.1473-2165.2009.00462.x.

Schelke LW, Decates TS, Velthuis PJ. Ultrasound to improve the safety of hyaluronic acid filler treatments. J Cosmet Dermatol. 2018;17(6):1019–24. https://doi.org/10.1111/jocd.12726.

Shumate GT, Chopra R, Jones D, Messina DJ, Hee CK. In vivo degradation of crosslinked hyaluronic acid fillers by exogenous hyaluronidases. Dermatologic Surg. 2018;44(8):1075–83. https://doi.org/10.1097/DSS.0000000000001525.

Skrzypek E, Górnicka B, Skrzypek DM, Krzysztof MR. Granuloma as a complication of polycaprolactone-based dermal filler injection: ultrasound and histopathology studies. J Cosmet Laser Ther. 2019;21(2):65–8. https://doi.org/10.1080/14764172.2018.1461229.

Snozzi P, van Loghem JAJ. Complication management following rejuvenation procedures with hyaluronic acid fillers-an algorithm-based approach. Plast Reconstr Surg Glob Open. 2018;6(12):e2061. Published 2018 Dec 17. https://doi.org/10.1097/GOX.0000000000002061.

Vartanian AJ, Frankel AS, Rubin MG. Injected hyaluronidase reduces restylane-mediated cutaneous augmentation. Arch Facial Plast Surg. 2005;7(4):231–7. https://doi.org/10.1001/archfaci.7.4.231.

Woodward J, Khan T, Martin J. Facial filler complications. Facial Plast Surg Clin North Am. 2015;23(4):447–58. https://doi.org/10.1016/j.fsc.2015.07.006.

Yocum RC, Kennard D, Heiner LS. Assessment and implication of the allergic sensitivity to a single dose of recombinant human hyaluronidase injection: a double-blind, placebo-controlled clinical trial. J Infus Nurs. 2007;30(5):293–9. https://doi.org/10.1097/01.NAN.0000292572.70387.17.

Zimmermann US, Clerici TJ. The histological aspects of fillers complications. Semin Cutan Med Surg. 2004;23(4):241–50. https://doi.org/10.1016/j.sder.2004.09.004.

Allgemeine Tipps zur Vermeidung von Komplikationen

Inhaltsverzeichnis

K. Hilgers, *Komplikationsmanagement nach Unterspritzungen mit Hyaluronsäure*,
https://doi.org/10.1007/978-3-662-70382-3_5

5.1   Anatomiekenntnisse

Gute Kenntnisse der Anatomie, einschließlich des Wissens über die Tiefe und den Verlauf neurovaskulärer Strukturen, sind eine Voraussetzung für eine möglichst sichere Unterspritzung mit einem Hyaluronsäure-Filler. So lassen sich potenzielle Gefahrenzonen erkennen und die richtige Injektionstiefe identifizieren. Spezielle Kurse zur Unterspritzungsanatomie bieten eine Möglichkeit, diese Kenntnisse zu erwerben oder zu vertiefen. Individuelle Unterschiede im Gefäßverlauf aufgrund von Variationen der Anatomie oder Narbengewebe nach einem Trauma, einer Operation oder multiplen Unterspritzungen machen eine 100 % sichere Injektion dennoch unmöglich.

5.2   Patientenauswahl

Die sorgfältige Auswahl der Patienten ist ein wichtiger Faktor, um Komplikationen zu minimieren. Um ungeeignete Patienten zu identifizieren, ist eine ausführliche und zielführende Anamnese unerlässlich. Zu den wichtigsten zu erhebenden Informationen gehören eine komplette medizinische Historie einschließlich früherer Behandlungen, Operationen, Erkrankungen – insbesondere Hauterkrankungen –, letzter und geplanter Zahnarztbesuche, Impfungen, eine Medikamentenanamnese und die Frage nach Allergien. Falls möglich sollten Blutverdünner und pflanzliche blutverdünnende Zusätze nach Rücksprache mit dem Hausarzt vor der Behandlung abgesetzt werden. Beispiele für blutverdünnende Substanzen sind Acetylsalicylsäure, nichtsteroidale Antirheumatika, Lachsöl, Vitamin E, Ginkgo biloba, Rotwein, dunkle Schokolade oder Grapefruit (De Boulle und Heydenrych 2015). Wenn ein Absetzen nicht möglich ist, sollte eine gründliche Abwägung des Risiko-Nutzen-Verhältnisses der Unterspritzung zusammen mit dem Patienten durchgeführt werden.

Da vielen Hyaluronsäure-Produkten ein Lokalanästhetikum beigemischt ist, sollte eine mögliche Lidocain-Allergie explizit erfragt und ausgeschlossen werden. Die Behandlung von Patienten mit multiplen Allergien, einer Anaphylaxie-Historie oder dysmorphophoben Tendenzen ist nicht empfohlen.

Um potenzielle Kompatibilitätsprobleme verschiedener Produkte zu vermeiden, ist die Kenntnis früherer Behandlungen von Vorteil. Werden verschiedene Produkte überlagert, können Reaktionen zwischen vorherigen und neu injizierten Fillern auftreten, insbesondere bei permanenten Fillern. Sollte es dann zu einer Komplikation kommen, lässt sich die Ursache ohne Biopsie meist schwer ermitteln. Die Injektion oberhalb von Implantaten sollte aufgrund ihres höheren Komplikationsrisikos ebenfalls unterbleiben.

Zwischen zwei Injektionen im gleichen Behandlungsbereich sollte ein Abstand von mindestens 2 Wochen gewahrt werden. So können Infektionen durch nicht resorbiertes Blut, das einen potenziellen Nährboden für Bakterien darstellt, verringert werden. Mindestens die gleiche Zeitspanne sollte auch nach Hautbehandlungen wie einer Mikrodermabrasion oder einem chemischen Peeling eingehalten werden, damit eine Regeneration der schützenden Hautbarriere ermöglicht wird.

Zahnbehandlungen sollten mehr als 2–4 Wochen zeitversetzt geplant werden, um eine hämatogene bakterielle Besiedlung des Fillers zu verhindern (De Boulle und Heydenrych 2015).

Nach Botox-Injektionen ist ebenfalls ein Abstand von 2 Wochen ratsam, da bleibende statische Fältchen, die mit einer Hyaluronsäure behandelt werden sollen, erst nach dieser Zeit identifizierbar sind.

5.3 Kontraindikationen

Aktive Infektionen oder inflammatorische Erkrankungen wie beispielsweise Akne, Herpes oder Rosazea stellen Kontraindikationen für eine Unterspritzung mit einem Hyaluronsäure-Filler dar (De Boulle und Heydenrych 2015). Um das Risiko einer Infektion oder Biofilmbildung zu minimieren, sollte eine Behandlung erst nach vollständiger Abheilung erfolgen.

Bei Patienten mit einer Neigung zu wiederkehrendem Herpes empfehlen Experten eine Prophylaxe vor einer Unterspritzung (s. ▶ Abschn. 3.7.3).

Weitere Kontraindikationen sind schwere Allergien, eine Anaphylaxie in der Vorgeschichte, aktive Autoimmunerkrankungen oder infektiöse Erkrankungen wie eine Gastritis, Harnwegsinfektionen oder Tuberkulose. Behandlungen bei Patienten mit Morbus Wegener, entzündlichen Darmerkrankungen, rezidivierenden Harnweginfektionen, beeinträchtigter Nieren- oder Leberfunktion, Schilddrüsendysfunktion, Kachexie oder Blutgerinnungsstörungen gelten ebenfalls als risikoreich.

5.4 Aufklärung

Vor jeder Behandlung ist eine schriftliche Aufklärung über das Verfahren, die Risiken und mögliche Komplikationen unerlässlich. Patienten sollten detailliert über die verwendeten Produkte, die angewandten Techniken, die zu erwartenden Ergebnisse sowie über typische Anzeichen einer Komplikation informiert werden. Zusätzlich ist es ratsam, die Patienten über potenzielle Therapieoptionen im Falle einer Komplikation aufzuklären, beispielsweise über den Einsatz von Hyaluronidase. Eine unzureichende Aufklärung kann zu einer erhöhten Unzufriedenheit führen und rechtliche Konsequenzen nach sich ziehen.

5.5 Planung der Behandlung

Um Komplikationen vorzubeugen, sollte eine Behandlung immer sorgfältig geplant und vorbereitet werden. Zu Beginn ist die Erstellung eines Behandlungsplans sinnvoll, unter Berücksichtigung relevanter anatomischer Strukturen, der Hautqualität und Vorbehandlungen des Patienten. Bereiche mit hoher Bakteriendichte, wie beispielsweise der periorale Bereich, sollten zuletzt zu behandelt werden. Durch eine standardisierte Fotodokumentation kann sowohl die Planung erleichtert als auch der Behandlungserfolg im Anschluss visualisiert werden.

> ❯ Alle Produkte sollten so vorbereitet werden, dass eine sterile Arbeitsweise gewähr-
> leistet ist, um unnötige Infektionen zu vermeiden.

Die Verfügbarkeit und Haltbarkeit der Notfallmedikamente sollten vor der Behandlung überprüft und gegebenenfalls aufgestockt werden. Zu den von Experten empfohlenen Basismedikamenten gehören Hyaluronidase, Glukokortikoide (oral, intraläsional), Antibiotika, Virostatika, Antihistaminika und Acetylsalicylsäure. Darüber
hinaus sollte ein Kontakt zu einer nahe gelegenen Augenklinik samt Telefonnummer
vorhanden sein, um im Falle einer Embolie mit Sehverlust keine wertvolle Zeit mit
der Suche zu verlieren.

5.6   Produktauswahl

Um optimale Ergebnisse erzielen zu können, ist die Auswahl des richtigen Produktes
entscheidend. Denn nicht jeder Hyaluronsäure-Filler ist für alle Indikationen
gleichermaßen gut geeignet oder erfüllt dieselben Qualitätsstandards. Wichtige Faktoren, die berücksichtigt werden sollten, sind unter anderem die spezifische Zusammensetzung, die Konzentration der Hyaluronsäure, die rheologischen Eigenschaften
sowie die Herstellungsbedingungen. Hyaluronsäure-Filler können sich auch hinsichtlich ihrer Haltbarkeit, Tastbarkeit, des benötigten Applikationsdrucks, der
Wasserbindungsfähigkeit und des Komplikationspotenzials oder Sicherheitsprofils
unterscheiden. All diese Faktoren sollten bei der Produktauswahl berücksichtigt
werden. Bemerkt werden muss jedoch, dass Komplikationen selbst mit dem besten
Produkt auftreten können.

5.7   Injektionstechnik

Das Risiko von Komplikationen kann durch die Wahl der richtigen Injektionstechnik verringert werden. Als sicherer gilt zum einen die langsame Injektion kleiner
Volumina, um den arteriellen Druck bei einer vaskulären Injektion weniger wahrscheinlich zu überschreiten, und zum anderen die Begrenzung der Injektionsvolumina auf maximal 0,1 ml pro Bolus, um das Risiko eines entfernten Gefäßverschlusses zu reduzieren. Kleine Injektionsmengen können zudem die Häufigkeit me-
chanischer Irritationen, infektiöser Prozesse oder von Fremdkörpergranulomen
reduzieren. Aggressive Injektionstechniken und große Volumina scheinen hingegen
das Auftreten von Hämatomen oder späten inflammatorischen Reaktionen zu begünstigen. Die zusätzliche Verwendung eines Lokalanästhetikums birgt ebenfalls Risiken, da es das Schmerzempfinden des Patienten verzerren und die lokale Anatomie
verändern kann (Urdiales-Gálvez et al. 2017).

Zur Risikoreduktion eines Gefäßverschlusses, von Irregularitäten oder einem
Tyndall-Effekt sollte die Injektionstiefe stets an die jeweilige Behandlungszone angepasst werden. Behandlungen im Bereich von Narbengewebe sollten aufgrund einer
möglicherweise veränderten Gefäßsituation und eines veränderten Gewebswider-
standes vermieden oder sonst sehr gut abgewogen werden.

Bezüglich der Frage, ob eine Injektion mit einer spitzen Nadel oder einer stumpfen Kanüle sicherer durchgeführt werden kann, existieren unterschiedliche Expertenmeinungen. Beide Methoden haben dabei ihre Vor- und Nachteile. Eine spitze Nadel ermöglicht eine präzise Applikation und leichtere Aspiration, erfordert aber in der Regel mehrere Einstiche, die das Risiko für Hämatome erhöhen. Stumpfe Kanülen verursachen meist weniger Hämatome, können jedoch zu einem größeren Injektionstrauma führen. Gefäße können zudem mit stumpfen Kanülen weniger leicht durchstochen werden, weshalb diese von einigen Behandlern insbesondere in Hochrisikozonen bevorzugt werden. Es ist jedoch zu bedenken, dass vaskuläre Verschlüsse auch mit stumpfen Kanülen hervorgerufen werden können und diese teilweise sogar gravierender ausfallen können als mit einer spitzen Nadel. Denn ist eine stumpfe Kanüle erst einmal in ein Gefäßlumen gelangt, so kann diese im Gegensatz zu einer spitzen Nadel weniger leicht aus dem Lumen herausgestochen werden. Folglich werden tendenziell größere Mengen des Fillers in das Gefäß abgegeben.

Ein weiterer kontrovers diskutierter Punkt ist die Aspiration vor der Injektion. Einerseits wird empfohlen, vor jeder Produktabgabe zu aspirieren, da jede positive Aspiration, auch wenn selten, einen potenziellen Gefäßverschluss verhindert. Andererseits kann eine negative Aspiration den Behandler in falscher Sicherheit wiegen, insbesondere wenn sie zu kurz, mit einem nichtaspirierbaren Produkt oder einer nichtaspirierbaren Nadel durchgeführt wurde. Kleine Bewegungen während der Aspiration können ihre Aussagekraft ebenfalls beeinträchtigen.

Unabhängig von der bevorzugten Technik ist ein konzentriertes und aufmerksames Arbeiten des Behandlers während der gesamten Injektion wichtig, um auf Zeichen einer Komplikation wie zum Beispiel Veränderungen der Hautfarbe oder überproportional starke Schmerzen umgehend reagieren zu können. Zusätzlich sollte nach jeder Behandlung die Rekapillarisationszeit getestet werden.

Falls eine Massage nach der Injektion erfolgt, sollte diese vorsichtig und nicht aggressiv durchgeführt werden, um eine Filler-Migration oder Gewebereizung zu vermeiden. Es ist ratsam, den gesamten Behandlungsprozess umfassend zu dokumentieren, einschließlich der verwendeten Techniken und Volumina, um die Nachvollziehbarkeit der Injektion zu gewährleisten.

5.8 Aseptisches Arbeiten

Das aseptische Arbeiten spielt bei der Vermeidung von Komplikationen eine wichtige Rolle. Um die Sterilität während der gesamten Behandlung zu gewährleisten, sollte zunächst ein steriles Arbeitsfeld vorbereitet werden. Für die Anzeichnung der Behandlungsgebiete sind gereinigte Markierungsstifte empfohlen. Der Behandler und idealerweise auch der Patient sollten keinen Schmuck tragen und die Hände vor der Unterspritzung waschen und desinfizieren.

Viele Experten empfehlen das Tragen von Handschuhen, teilweise sogar von sterilen Handschuhen (Alam et al. 2008), die bei einer Berührung der Mukosa gewechselt werden.

Vor jeder Injektion sollte die Haut des Patienten in einem ausreichend großen Bereich sorgfältig gereinigt und desinfiziert werden. Da die meisten Infektionen durch Bakterien der natürlichen Hautflora verursacht werden, sind eine regelmäßige Zwischendesinfektion und ein regelmäßiger Wechsel der Nadel oder Kanüle angeraten. Unnötige Hautkontakte sollten vermieden werden. Als Anhaltpunkt kann man sich merken, dass ein Nadel-/Kanülenwechsel vor jeder dritten bis vierten Durchquerung der Hautbarriere, vor tiefen Injektionen oder bei ungewolltem Hautkontakt erfolgen sollte. Von einer Injektion durch die Mukosa wird aufgrund der hohen bakteriellen Kontamination abgeraten (Philipp-Dormston et al. 2020).

Je nach Land variieren weltweit die zur Desinfektion bevorzugten Antiseptika. Denn während in Deutschland beispielsweise häufiger Isopropanol verwendet wird, bevorzugen andere Länder eher Chlorhexidin, Chloroxylenol oder Iod (Philipp-Dormston et al. 2020). Die verschiedenen Antiseptika zeichnen sich jeweils durch unterschiedliche Vor- und Nachteile aus. Wird beispielsweise ein alkoholisches Antiseptikum wie Isopropanol angewendet, sollte bedacht werden, dass der antiseptische Effekt nach dem Trocknen verloren geht. Um den Effekt während der gesamten Behandlung aufrechtzuerhalten, ist eine regelmäßige Nachdesinfektion notwendig. Es sollten nur mit einem Antiseptikum befeuchtete Kompressen verwendet werden. Idealerweise handelt es sich sogar um sterile Kompressen.

Vor Unterspritzungen im perioralen Bereich empfehlen manche Experten die Anwendung eines antiseptischen Mundwassers mit Chlorhexidin, insbesondere bei Patienten, die sich häufig über die Lippen lecken.

Behandlungen in entzündlichen oder infizierten Bereichen sollten vermieden und überschüssiges Material an der Nadel vor der Injektion steril entfernt werden.

Patienten sollten dazu angehalten werden, den Behandlungsbereich nicht zu berühren oder zu manipulieren.

Das Auftragen von Make-up sollte möglichst lange hinausgezögert werden. Die empfohlenen Zeitspannen variieren je nach Quelle, liegen aber häufig bei 24 h. Teilweise werden kürzere aber auch längere Zeitspannen empfohlen. Idealerweise erhält der Patient ein Merkblatt mit Verhaltenshinweisen.

5.9   Patientenmerkblatt

Nach Abschluss der Injektion ist die Aushändigung eines Patientenmerkblattes mit Ratschlägen zum weiteren Verhalten sowie Informationen zur Erreichbarkeit im Notfall empfohlen. Optimalerweise sollte dieses Merkblatt zusätzlich Tipps zum Verhalten vor der Behandlung enthalten und dem Patienten schon im Vorfeld des Behandlungstermins zur Verfügung gestellt werden. Wichtige Informationen, wie beispielsweise der Verzicht auf Blutverdünner oder der zeitliche Abstand zu vorherigen Zahnbehandlungen, Infektionen oder Impfungen, können so mitgeteilt werden. Mögliche Hinweise für die Zeit nach der Behandlung können die Dauer des Verzichts auf Make-up (z. B. für 24 h), Alkohol (z. B. für 24 h), Rauchen (z. B. für 6 h), körperliche Anstrengung (z. B. für 48 h) und Routineimpfungen oder Routinezahnarztbesuche (z. B. für 6 Wochen) umfassen. Auch Empfehlungen bezüglich des Kühlens oder Massierens der Behandlungsbereiche sind sinnvoll.

Literatur

Alam M, Gladstone H, Kramer EM, et al. ASDS guidelines of care: injectable fillers. Dermatologic Surg. 2008;34(Suppl 1):S115–48. https://doi.org/10.1111/j.1524-4725.2008.34253.x.

De Boulle K, Heydenrych I. Patient factors influencing dermal filler complications: prevention, assessment, and treatment. Clin Cosmet Investig Dermatol. 2015;8:205–14. Published 2015 Apr 15. https://doi.org/10.2147/CCID.S80446.

Philipp-Dormston WG, Goodman GJ, De Boulle K, et al. Global approaches to the prevention and management of delayed-onset adverse reactions with hyaluronic acid-based fillers. Plast Reconstr Surg Glob Open. 2020;8(4):e2730. Published 2020 Apr 29. https://doi.org/10.1097/GOX.0000000000002730.

Urdiales-Gálvez F, Delgado NE, Figueiredo V, et al. Preventing the complications associated with the use of dermal fillers in facial aesthetic procedures: an expert group consensus report. Aesth Plast Surg. 2017;41(3):667–77. https://doi.org/10.1007/s00266-017-0798-y.

Weiterführende Literatur

Asai Y, Tan J, Baibergenova A, et al. Canadian clinical practice guidelines for Rosacea [published correction appears in J Cutan Med Surg. 2021 Jul-Aug;25(4):466]. J Cutan Med Surg. 2016;20(5):432–45. https://doi.org/10.1177/1203475416650427.

Bailey SH, Cohen JL, Kenkel JM. Etiology, prevention, and treatment of dermal filler complications. Aesthet Surg J. 2011;31(1):110–21. https://doi.org/10.1177/1090820X10391083.

Baima J, Isaac Z. Clean versus sterile technique for common joint injections: a review from the physiatry perspective. Curr Rev Musculoskelet Med. 2008;1(2):88–91. https://doi.org/10.1007/s12178-007-9011-2.

Beleznay K, Carruthers JD, Humphrey S, Jones D. Avoiding and treating blindness from fillers: a review of the world literature. Dermatologic Surg. 2015;41(10):1097–117. https://doi.org/10.1097/DSS.0000000000000486.

Calfee DP, Farr BM. Comparison of four antiseptic preparations for skin in the prevention of contamination of percutaneously drawn blood cultures: a randomized trial. J Clin Microbiol. 2002;40(5):1660–5. https://doi.org/10.1128/JCM.40.5.1660-1665.2002.

Carruthers A, Carruthers J. Non-animal-based hyaluronic acid fillers: scientific and technical considerations. Plast Reconstr Surg. 2007;120(6 Suppl):33S–40S. https://doi.org/10.1097/01.prs.0000248808.75700.5f.

Carruthers JDA, Glogau RG, Blitzer A, Facial Aesthetics Consensus Group Faculty. Advances in facial rejuvenation: botulinum toxin type a, hyaluronic acid dermal fillers, and combination therapies – consensus recommendations. Plast Reconstr Surg. 2008;121(5 Suppl):5S–30S. https://doi.org/10.1097/PRS.0b013e31816de8d0.

Cassuto D. Blunt-tipped microcannulas for filler injection: an ethical duty? J Drugs Dermatol. 2012;11(8):s42.

Chaabane W, User SD, El-Gazzah M, et al. Autophagy, apoptosis, mitoptosis and necrosis: interdependence between those pathways and effects on cancer. Arch Immunol Ther Exp (Warsz). 2013;61(1):43–58. https://doi.org/10.1007/s00005-012-0205-y.

Cohen JL. Understanding, avoiding, and managing dermal filler complications. Dermatologic Surg. 2008;34(Suppl 1):S92–9. https://doi.org/10.1111/j.1524-4725.2008.34249.x.

Cohen JL. Utilizing blunt-tipped cannulas in specific regions for soft-tissue augmentation. J Drugs Dermatol. 2012;11(8):s40–1.

Coleman SR. Avoidance of arterial occlusion from injection of soft tissue fillers. Aesthet Surg J. 2002;22(6):555–7. https://doi.org/10.1067/maj.2002.129625.

Coleman SR, Grover R. The anatomy of the aging face: volume loss and changes in 3-dimensional topography. Aesthet Surg J. 2006;26(1S):S4–9. https://doi.org/10.1016/j.asj.2005.09.012.

De Boulle K. Management of complications after implantation of fillers. J Cosmet Dermatol. 2004;3(1):2–15. https://doi.org/10.1111/j.1473-2130.2004.00058.x.

DeLorenzi C. Complications of injectable fillers, part I. Aesthet Surg J. 2013;33(4):561–75. https://doi.org/10.1177/1090820X13484492.

DeLorenzi C. New high dose pulsed hyaluronidase protocol for hyaluronic acid filler vascular adverse events. Aesthet Surg J. 2017;37(7):814–25. https://doi.org/10.1093/asj/sjw251.

5

Eppley BL, Dadvand B. Injectable soft-tissue fillers: clinical overview. Plast Reconstr Surg. 2006;118(4):98e–106e. https://doi.org/10.1097/01.prs.0000232436.91409.30.

Funt D, Pavicic T. Dermal fillers in aesthetics: an overview of adverse events and treatment approaches. Clin Cosmet Investig Dermatol. 2013;6:295–316. Published 2013 Dec 12. https://doi.org/10.2147/CCID.S50546.

Gilbert E, Hui A, Meehan S, Waldorf HA. The basic science of dermal fillers: past and present part II: adverse effects. J Drugs Dermatol. 2012;11(9):1069–77.

Gladstone HB, Cohen JL. Adverse effects when injecting facial fillers. Semin Cutan Med Surg. 2007;26(1):34–9. https://doi.org/10.1016/j.sder.2006.12.008.

Glaich AS, Cohen JL, Goldberg LH. Injection necrosis of the glabella: protocol for prevention and treatment after use of dermal fillers. Dermatologic Surg. 2006;32(2):276–81. https://doi.org/10.1111/j.1524-4725.2006.32052.x.

Hermesch CB, Hilton TJ, Biesbrock AR, et al. Perioperative use of 0.12% chlorhexidine gluconate for the prevention of alveolar osteitis: efficacy and risk factor analysis. Oral Surg Oral Med Oral Pathol Oral Radiol Endod. 1998;85(4):381–7. https://doi.org/10.1016/s1079-2104(98)90061-0.

Heydenrych I, Kapoor KM, De Boulle K, et al. A 10-point plan for avoiding hyaluronic acid dermal filler-related complications during facial aesthetic procedures and algorithms for management. Clin Cosmet Investig Dermatol. 2018;11:603–11. Published 2018 Nov 23. https://doi.org/10.2147/CCID.S180904.

Khan TT, Colon-Acevedo B, Mettu P, DeLorenzi C, Woodward JA. An anatomical analysis of the supratrochlear artery: considerations in facial filler injections and preventing vision loss. Aesthet Surg J. 2017;37(2):203–8. https://doi.org/10.1093/asj/sjw132.

Kumar N, Rahman E. Effectiveness of teaching facial anatomy through cadaver dissection on aesthetic physicians' knowledge. Adv Med Educ Pract. 2017;8:475–80. Published 2017 Jul 17. https://doi.org/10.2147/AMEP.S139893.

Kumar N, Swift A, Rahman E. Development of „core syllabus" for facial anatomy teaching to aesthetic physicians: a Delphi consensus. Plast Reconstr Surg Glob Open. 2018;6(3):e1687. Published 2018 Mar 6. https://doi.org/10.1097/GOX.0000000000001687.

Lafaille P, Benedetto A. Fillers: contraindications, side effects and precautions. J Cutan Aesthet Surg. 2010;3(1):16–9. https://doi.org/10.4103/0974-2077.63222.

Lemperle G, Gauthier-Hazan N, Wolters M, Eisemann-Klein M, Zimmermann U, Duffy DM. Foreign body granulomas after all injectable dermal fillers: part 1. Possible causes. Plast Reconstr Surg. 2009;123(6):1842–63. https://doi.org/10.1097/PRS.0b013e31818236d7.

Levy LL, Emer JJ. Complications of minimally invasive cosmetic procedures: prevention and management. J Cutan Aesthet Surg. 2012;5(2):121–32. https://doi.org/10.4103/0974-2077.99451.

Loh KT, Chua JJ, Lee HM, et al. Prevention and management of vision loss relating to facial filler injections. Singapore Med J. 2016;57(8):438–43. https://doi.org/10.11622/smedj.2016134.

Loh KTD, Phoon YS, Phua V, Kapoor KM. Successfully managing impending skin necrosis following hyaluronic acid filler injection, using high-dose pulsed hyaluronidase. Plast Reconstr Surg Glob Open. 2018;6(2):e1639. Published 2018 Feb 9. https://doi.org/10.1097/GOX.0000000000001639.

Losin EAR, Anderson SR, Wager TD. Feelings of clinician-patient similarity and trust influence pain: evidence from simulated clinical interactions. J Pain. 2017;18(7):787–99. https://doi.org/10.1016/j.jpain.2017.02.428.

Lowe NJ, Maxwell CA, Patnaik R. Adverse reactions to dermal fillers: review. Dermatologic Surg. 2005;31(11 Pt 2):1616–25.

Narins RS, Coleman WP 3rd, Glogau RG. Recommendations and treatment options for nodules and other filler complications. Dermatologic Surg. 2009;35(Suppl 2):1667–71. https://doi.org/10.1111/j.1524-4725.2009.01335.x.

Niamtu J. Image is everything: pearls and pitfalls of digital photography and powerpoint presentations for the cosmetic surgeon. Dermatologic Surg. 2004;30(1):81–91. https://doi.org/10.1111/j.1524-4725.2004.30014.x.

Pratt RJ, O'Malley B. Supporting evidence-based infection prevention and control practice in the National Health Service in England. The NHS/TVU/Intuition approach. J Hosp Infect. 2007;65(Suppl 2):142–7. https://doi.org/10.1016/S0195-6701(07)60032-2.

Rayess HM, Svider PF, Hanba C, et al. A cross-sectional analysis of adverse events and litigation for injectable fillers. JAMA Facial Plast Surg. 2018;20(3):207–14. https://doi.org/10.1001/jamafacial.2017.1888.

Rzany B, DeLorenzi C. Understanding, avoiding, and managing severe filler complications. Plast Reconstr Surg. 2015;136(5 Suppl):196S–203S. https://doi.org/10.1097/PRS.0000000000001760.

Saththianathan M, Johani K, Taylor A, et al. The role of bacterial biofilm in adverse soft-tissue filler reactions: a combined laboratory and clinical study. Plast Reconstr Surg. 2017;139(3):613–21. https://doi.org/10.1097/PRS.0000000000003067.

Sclafani AP, Fagien S. Treatment of injectable soft tissue filler complications. Dermatologic Surg. 2009;35(Suppl 2):1672–80. https://doi.org/10.1111/j.1524-4725.2009.01346.x.

Signorini M, Liew S, Sundaram H, et al. Global aesthetics consensus: avoidance and management of complications from hyaluronic acid fillers-evidence- and opinion-based review and consensus recommendations. Plast Reconstr Surg. 2016;137(6):961e–71e. https://doi.org/10.1097/PRS.0000000000002184.

Sito G, Manzoni V, Sommariva R. Vascular complications after facial filler injection: a literature review and meta-analysis. J Clin Aesthet Dermatol. 2019;12(6):E65–72.

Vedamurthy M, Vedamurthy A, Nischal K. Dermal fillers: do's and dont's. J Cutan Aesthet Surg. 2010;3(1):11–5. https://doi.org/10.4103/0974-2077.63221.

Winslow CP. The management of dermal filler complications. Facial Plast Surg. 2009;25(2):124–8. https://doi.org/10.1055/s-0029-1220653.

Yang HM, Lee JG, Hu KS, et al. New anatomical insights on the course and branching patterns of the facial artery: clinical implications of injectable treatments to the nasolabial fold and nasojugal groove. Plast Reconstr Surg. 2014;133(5):1077–82. https://doi.org/10.1097/PRS.0000000000000099.

Zielke H, Wölber L, Wiest L, Rzany B. Risk profiles of different injectable fillers: results from the Injectable Filler Safety Study (IFS Study). Dermatologic Surg. 2008;34(3):326–35. https://doi.org/10.1111/j.1524-4725.2007.34066.x.

Serviceteil

Stichwortverzeichnis